SARA PESCHKE

WIE WIR ARBEITEN WOLLEN

ÜBER SELBSTBESTIMMUNG UND SELBSTAUSBEUTUNG

HarperCollins

1. Auflage 2022
Originalausgabe

Dieses Werk wurde vermittelt durch die
Literaturagentur Arteaga, Berlin mit Annette Maas, München
Gesetzt aus der Chaparral Pro
von GGP Media GmbH, Pößneck
Druck und Bindung von CPI books GmbH, Leck
Printed in Germany
ISBN 978-3-7499-0329-0
www.harpercollins.de

Klimaneutral
Druckprodukt
ClimatePartner.com/15109-2009-1001

MIX
Papier
FSC FSC® C083411

FÜR
BECKO UND DIE MÄUSE

INHALT

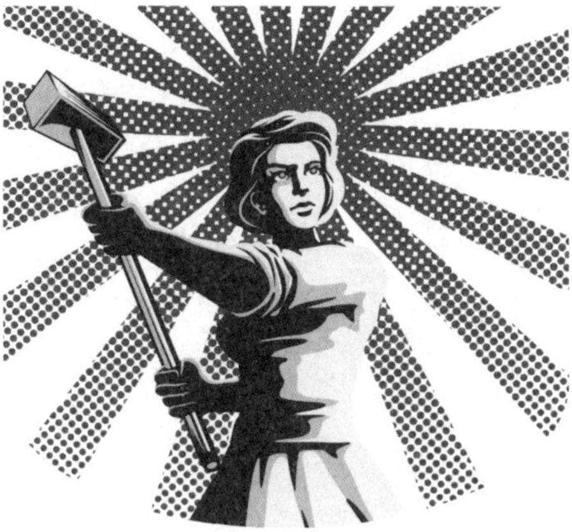

HOME SWEET …

Die Sonne scheint. Endlich! Ich nehme die Schüssel mit dem aufgewärmten Curry und setze mich vors Haus. Es dauert ungefähr fünf Minuten, bis ich alles aufgegessen habe. Schade, denke ich, schon fertig, und will mich erheben, um zurück in die Wohnung zu gehen, zurück an den Schreibtisch, zurück an die Arbeit, die ja nie so ganz aufzuhören scheint im Homeoffice. Und den Kolleginnen und Kollegen hatte ich in unserem Team-Chat geschrieben, dass ich nur ›kurz‹ was esse. Niemand von ihnen wird fingerklopfend warten, bis ich mein Chatprofil wieder auf ›anwesend‹ setze, wahrscheinlich sehen sie es noch nicht mal, aber nicht, dass sich irgendjemand fragt, wo ich eigentlich bin.

Ich strecke mein Gesicht in die Sonne und kneife die Augen zusammen. Die Sonne wärmt schon richtig. Wie gerne würde ich jetzt mit den anderen aus dem Büro auf den Bänken vor der Redaktion sitzen, einen Espresso in der Hand, ein Eis vielleicht, und einfach nur sitzen und sitzen und reden und warten, bis es sich so anfühlt, als hätten wir genug Sonne und Erholung getankt, um guten Gewissens vor die Bildschirme zurückkehren zu können.

Stattdessen kehre ich mit einem schlechten Gewissen zurück in meine Homeoffice-Abgeschiedenheit, und zwar mit doppeltem: Weil ich nur so eine kurze Pause gemacht habe, obwohl das Wetter schön ist und ich frische Luft und Sonnenlicht wirklich gebrauchen könnte. Und dass ich überhaupt eine Pause gemacht habe – denn: Woher sollen die anderen wissen, dass ich wirklich nur eben was esse und nicht die Steuer oder den Frühjahrsputz erledige? Denken die Teammitglieder nicht eh, dass ich zu Hause weniger arbeite, als ich behaupte? Niemand hat je etwas gesagt, ausufernde Pausen waren in unserem Team noch nie Thema. Aber die Sorge, auf zu langes Wegsein angesprochen zu werden, haben wir offenbar alle, denn als ich ›wieder da‹ in unseren Chat schreibe, sehe ich, dass sich inzwischen ein Kollege abgemeldet hat mit den Worten: ›Muss mich kurz ums Kind kümmern. Bin später aber noch mal am Rechner.‹ Er spürt dieses schlechte Gewissen anscheinend auch. Dabei verstehen doch alle bei uns, dass Kinder Betreuung brauchen, gerade in Zeiten wie diesen. So wie alle wissen, dass Pausen essenziell sind, um gut und konzentriert arbeiten zu können. Gerade im Homeoffice, in dem die Grenzen zwischen Arbeit und Freizeit viel zu arg verschwimmen und man besonders auf das eigene psychische Wohlergehen achten sollte.

Ich höre das von vielen Arbeitnehmer:innen im Homeoffice: Die Eigenverantwortung und die fehlende Kontrolle, ob und wie lange man am Arbeitsplatz sitzt, schlagen in so eine merkwürdige Beflissenheit um, zumindest in der Kommunikation, die ja mittlerweile in vielen Unternehmen über Programme wie Microsoft Teams oder Slack erfolgt. In diesen Bürochats gehört es fast schon zum guten Ton, dass man – gern in Begleitung ironisch eingesetzter Emojis – ›schnell was einkaufen‹ oder eine ›kurze Runde um den Block‹ geht, ›nur eben was Fixes‹ kocht, und am Abend ist man ›eh noch mal online‹, um auch die letzten Zweifel auszuräumen, dass man wirklich, wirklich ordentlich arbeitet. Hat das damit zu tun, dass man durch die grünen Bereitschaftslämpchen in den Chatprogrammen (›anwesend‹) irgendwie doch überwachbar wird?

Die Wahrheit ist ja: Arbeitnehmer:innen schaffen im Homeoffice sehr häufig sogar mehr als im Büro. Studien belegen, dass die Produktivität im Homeoffice meist steigt, weil die Angestellten kürzere Pausen einlegen, weniger häufig wegen Krankheit ausfallen und sich seltener freinehmen. Zudem kommen sie weniger häufig zu spät und lassen sich auch sonst weniger vom Büroalltag ablenken. Stimmt, denke ich, wie oft verquatscht man sich mit dem Kollegen nach der Besprechung noch auf dem Gang, wie oft begleitet man die Kollegin auf einen Kaffee in die Cafeteria, obwohl man selbst schon drei Tassen hatte, die Möglichkeit einer kurzen Pause und zwangloser Gesellschaft aber dankbar annimmt, und zwar ohne einmal darüber nachzudenken, ob das jetzt okay ist oder man dann nicht mehr auf seine vertraglich vereinbarte Stundenzahl kommt? Das alles fällt weg im Homeoffice, was an sich schon schlimm genug ist. Warum bringt man sich dann auch noch selbst um die kleinen

Freuden, die übrig sind im immer gleichen, einsamen Arbeitsalltag? Weil wir fatalerweise der Meinung aufsitzen, echte Arbeit müsse sich anstrengend anfühlen, damit wir sie für uns als solche anerkennen könnten, vermutet eine Kollegin. Wenn also der Bürorahmen wegfällt, der an sich schon dafür sorgt, dass sich Arbeit wie Arbeit anfühlt, müssen wir im Homeoffice offenbar selbst für so ein diffuses Gefühl von Dauerstress und permanenter Geschäftigkeit sorgen. Zu tief steckt in vielen von uns der Glaubenssatz der Leistungsgesellschaft: Wer Stress hat, ist mit großer Sicherheit produktiv und damit wertvoll für seinen Arbeitgeber. Und wer nur kurze Pausen einlegt und auch alles Private ›mal eben schnell‹ wegackert, arbeitet mutmaßlich so viel, dass er oder sie im Stress ist. Willkommen in der Selbstausbeutung.

Ich gehöre der Generation Y an, für die Arbeit ein elementarer Bestandteil der Selbstverwirklichung ist. Die zwar Wert auf Work-Life-Balance legt, dem Job im Zweifel aber vieles unterordnet – und so schnell ins ›Work-Life-Blending‹ rutscht, in dem Arbeits- und Privatleben verschmelzen. Das war schon vor Corona und der vermehrten Homeoffice-Arbeit so, aber natürlich hat sich das Phänomen seit Corona noch einmal verstärkt. Die Generation nach mir, Z wird sie genannt, lehnt genau das ab: Sie ist für eine strikte Trennung von Beruf und Privatleben, mehr noch: Private Erfüllung ist für die meisten deutlich erstrebenswerter als die Verwirklichung im Job. Viele ältere Generationen belächeln die als so bequem und gleichzeitig fordernd geltenden Z-ler deshalb noch immer. Dabei wäre genau jetzt der Zeitpunkt, sich von ihnen abzuschauen, wie das funktioniert mit dem gesunden Grenzenziehen; auf Gen-Z-Deutsch: ›Work-Life-Cut‹.

Denn der Kreislauf erstreckt sich ja nicht nur auf die Arbeit, wegen der man im Homeoffice so schnell ein schlechtes Gewissen bekommen kann, sondern auch auf das Privatleben. Ich bekomme ein blödes Gefühl im Bauch, wenn ich daran denke, wie oft ich zu meiner Tochter schon gesagt habe: ›Nur noch kurz diese Mail, dann helfe ich dir mit den Bügelperlen‹ oder ›Ich muss noch ganz schnell was fertig machen für die Arbeit, dann lese ich dir das Buch vor‹. Richtige Pausen und ein richtiger Feierabend sind wichtig – und zwar nicht nur, um danach mit bestmöglicher Leistung weiterarbeiten zu können. Sondern auch, um bestmöglich leben zu können. Das ist immer wichtig, aber es war vermutlich noch nie so dringend nötig wie jetzt.[1]

SCHÖNE NEUE WELT? WARUM SICH ÄNDERN MUSS, WAS SICH GERADE ÄNDERT

Seit über zwei Jahren stecken wir nun in einer Pandemie, und vielen von uns hängt die Erschöpfung in den Knochen. Hat uns die Pandemie selbst so müde gemacht mit ihrem psychischen Dauerstress? Mit all der Angst, Wut,

Unsicherheit, Verzweiflung, Hilflosigkeit, Starre und Einsamkeit, die sie uns eingebrockt hat? Ganz sicher.

Aber macht uns womöglich auch die Art des Arbeitens müde, die sich viele Menschen so lange herbeigewünscht haben und die die Pandemie dann mit sich brachte: das Arbeiten von zu Hause? Ich glaube schon.

Deshalb ist jetzt die Zeit, die Erfahrungen der vergangenen zwei Jahre zu nutzen, um die gegenwärtige Arbeitswelt auf den Prüfstand und dringende Fragen zu stellen: Wie soll unsere Arbeit der Zukunft aussehen? Wollen wir weiterhin so viel wie möglich mobil arbeiten? Wollen wir lieber zurück in die Büros? Oder wollen wir, sofern es die pandemische Situation zulässt, ein Mischmodell, wie es von Expert:innen empfohlen wird und wie es sich laut verschiedenen Studien mehr als zwei Drittel der Arbeitnehmer:innen wünschen? Also ein paar Tage die Woche im Büro, ein paar Tage zu Hause, um das Beste aus beiden Welten zu haben: soziale Kontakte und direkten Austausch sowie stressfreiere Randzeiten und größere Flexibilität durch mehr Zeit zu Hause?

»Wie der gelungene Mix im Unternehmen aussehen kann, muss jeder Betrieb für sich und mit der Belegschaft gemeinsam herausfinden«, sagte der Soziologe Gerd Beidernikl der *Süddeutschen Zeitung*[2] und plädierte dafür, Anwesenheit nur einzufordern, wenn sie wirklich erforderlich ist, etwa wenn es um Kreativität und Teamgeist geht. Was man nicht brauche, seien Mitarbeiter:innen, »die nebeneinander an ihren Schreibtischen sitzen und E-Mails beantworten«. Da stimme ich zu. Verzichtbar sind auch stundenlange Meetings in stickigen Konferenzräumen, an deren Ende man zu einem Ergebnis kommt, für das man einfach zwei Mails hätte schreiben können.

Nicht verzichtbar sind für mich dagegen der direkte Austausch mit Kolleg:innen, echte, körperlich wahrnehmbare Begegnungen mit all den Zwischentönen, die ungeplanten, informellen Räume, in denen Kreativität oft erst entstehen und wachsen kann. Diese fünf Minuten in der Kaffeeküche, aus denen auf einmal und völlig ungeplant eine riesige Idee wird.

Und nicht verzichtbar ist für mich die Flexibilität, die mir das Homeoffice schenkt. Wie so viele Menschen wünsche ich mir also beides: meine Kolleg:innen zu sehen und die Möglichkeit, zeitweise von dort zu arbeiten, wo ich will. Nicht einsam zu sein, mich aber autonom zu fühlen. Führten mein Job und ich eine Beziehung, würde man diesen Wunschzustand wohl »Freiheit in Verbundenheit« nennen, und ich finde, das trifft es ziemlich gut. Aber ist das auch möglich?

Die Arbeitswelt befindet sich gerade in einem enormen Umbruch. Die Pandemie war nicht der Auslöser dafür, der ist vor allem in der exponentiell wachsenden Digitalisierung zu sehen, aber sie war ein enormer Beschleuniger. So bezeichnen Arbeitsexpert:innen die Corona-Krise längst als das größte Organisationsexperiment der vergangenen Jahrzehnte, »Change-Prozess« nennt man sowas in der Personalersprache. Walter Jochmann, Geschäftsführer des Beratungsunternehmens Kienbaum, sieht in der »Dramatik der Krise« sogar »ein nie dagewesenes Momentum für die Personalabteilungen, das bahnbrechende Veränderungen auslösen wird«[3].

Natürlich bringt so ein Prozess Schwierigkeiten mit sich, aber er birgt auch Chancen. Ich sträube mich, der Pandemie etwas Gutes abgewinnen zu wollen, doch wenn man den Blick auf die mögliche Arbeitswelt der Zukunft wirft, besteht diese auch aus Elementen, die es vor der Corona-Krise so nicht gab. Wie oft hatten Arbeitgeber zuvor technische oder organisatorische Probleme als Argumente gegen das mobile Arbeiten angeführt, waren insgeheim – oder sogar offen – misstrauisch, ob ihre Mitarbeiter:innen die Arbeit in gleichem Maße wie im Büro bewerkstelligen würden, hatten womöglich Angst vor Kontroll- und Machtverlust, weil Hierarchien sich verändern könnten? Laut einer Arbeitsmarktstudie des Personaldienstleisters Robert Half[4] aus dem Herbst 2020 war etwa ein Drittel der befragten Führungskräfte noch der Meinung, dass ihre Mitarbeiter:innen im Homeoffice nebenher mit Wäschewaschen beschäftigt seien, mit Freunden telefonierten oder Einkäufe im Internet erledigten. Gleichzeitig sahen schon damals 41 Prozent der Befragten die Produktivität ihrer Mitarbeiter:innen positiv. Wenngleich »sich im Homeoffice vermutlich häufiger Berufliches und Privates vermischen: Unterm Strich wächst das Vertrauen der Führungskräfte in ihre Mitarbeiter«, heißt es in der Studie. Auch die Sorgen davor, dass es an der Technik scheitern könnte oder die erforderliche Ausstattung der Mitarbeiter:innen mit elektronischen Geräten extrem teuer würde, haben sich der Untersuchung zufolge bei fast einem Drittel der Führungskräfte als weniger gravierend herausgestellt als angenommen.

Die vergangenen zwei Jahre haben also gezeigt, dass

viele der vorausgesagten Probleme zwar Herausforderungen, aber keine echten Hindernisse sind. Denn was etliche Firmen in den Jahren zuvor unwillig vor sich hergeschoben hatten, ging im Zuge des Lockdowns gezwungenermaßen ja ganz schnell: Laptops für die ganze Belegschaft, VPN-Zugänge, digitale Konferenzen. Plötzlich war vieles möglich, weil es möglich sein musste. Und Vorgesetzte, die Angst vor faulen Arbeitnehmer:innen hatten, haben gelernt, dass ihre Mitarbeiter:innen in den allermeisten Fällen mindestens genauso viel und häufig sogar mehr arbeiten, wenn sie nicht im Büro sitzen (dazu später mehr).

Viele Unternehmen profitieren übrigens auch wirtschaftlich, wenn zumindest ein Teil der Belegschaft seine Arbeit von zu Hause verrichtet, wie Untersuchungen belegen. Wenn weniger Büroflächen gebraucht werden, weil Mitarbeiter:innen ganz zu Hause bleiben oder sich Arbeitsplätze etwa mithilfe des sogenannten »Clean Desk Prinzips« teilen, dann können die Arbeitgeber an Miete sparen: Rund 20 Prozent weniger Ausgaben haben sie laut einer Studie von PricewaterhouseCoopers[5], bei gleichbleibender Belegschaft. Und wenn weniger Menschen im Büro sind, fallen natürlich auch sonst weniger Kosten an: Toilettenpapier, Strom, Kaffee, Wasser, Kantinen-, Heiz- und Reinigungskosten, möglicherweise ÖPNV-Subventionierungen. Klar, die Unternehmen müssen in Infrastruktur investieren, damit das mobile Arbeiten überhaupt erst funktioniert, aber diese Mehrkosten sind in der Regel einmalig. Die laufenden Kosten dagegen tragen die Arbeitnehmer:innen im Homeoffice mit. In manchen Firmen gibt es vereinbarte Zuschüsse, und auch von der Steuer lässt sich das Homeoffice mit einem Pauschalbetrag absetzen. Unterm Strich zahlen die meisten Arbeitnehmer:innen im Homeoffice aber mehr Nebenkosten für Strom, Wasser und Heizung, und das in der Regel bei gleichem Gehalt wie zuvor.

Die Mitarbeiter:innen mögen an Zeit sparen, weil Arbeitswege wegfallen, was sowohl der Umwelt als auch den Nerven zugutekommt. Gleichzeitig haben davon aber auch wieder die Arbeitgeber einen Vorteil, denn in den Randarbeitszeiten entsteht durch die Heimarbeit häufig weniger Druck, weil man nicht noch schnell vor Ladenschluss in den Supermarkt oder zur U-Bahn hetzen muss. So ist es wahrscheinlicher, dass man nach hinten raus länger arbeitet oder früher anfängt.

Wenn das mobile Arbeiten ein elementarer Bestandteil unserer Arbeit der Zukunft sein soll, müssen alle Seiten davon profitieren können, es muss ein ausgewogenes Geben und Nehmen sein. Wir sollten uns also fragen: Was können wir tun, dass es uns allen besser geht durch diese Art der Arbeit? Was müssen Arbeitgeber:innen und Arbeitnehmer:innen ändern, damit das gemeinsame Verhältnis eines auf Augenhöhe ist und nicht eines, bei dem eine Seite mehr gibt als die andere – bis sie nicht mehr kann?

Und über allem steht die Frage: Wie können wir es schaffen, dass die Arbeit nicht unser Leben ist? Dass beides friedlich nebeneinander existiert und die eine das andere nicht auffrisst?

TOD DURCH ÜBERARBEITUNG: JAPANS »KAROSHI« ALS WARNUNG

Denn wenn Menschen in den vergangenen zwei Jahren zu ihren Erfahrungen im Homeoffice befragt wurden, sagten zwar viele, dass sie gern weiterhin die Möglichkeit zu mobilem Arbeiten hätten. Aber eben auch, dass sie erschöpft und müde seien. Einerseits, weil sie noch mehr Zeit vor dem Bildschirm verbrächten als zuvor, was auf die Dauer körperlich höchst anstrengend ist; nicht umsonst gibt es längst den Begriff der »Zoom-Fatigue«, also der Müdigkeit, die durch permanente Videokonferenzen mit ihrer hohen Anforderung an Konzentration und Wachsamkeit hervorgerufen wird. Und andererseits, weil es ihnen zunehmend schwerfalle, von der Arbeit abzuschalten, und sie sich deshalb permanentem Stress ausgesetzt fühlten. Ich befürchte, dass die Entgrenzung von Arbeit und Privatem im Homeoffice hierzulande besonders starke Effekte auf das seelische und körperliche Wohlbefinden vieler Menschen haben könnte, weil sie häufig auf dieses typisch deutsche Arbeitsethos trifft: Ich arbeite, also bin ich. Deutsche gelten nicht umsonst im Rest der Welt als gewissenhafte Streber:innen, als ein Volk, das sich eher über Leistung als über Leidenschaft, eher über Akribie als über Improvisation definiert. Wenn man so viel arbeitet, dass man genug Geld verdient, um sich ein schönes Auto und eine Doppelhaushälfte mit Garten kaufen zu können, dann hat man es geschafft. Dann ist man wer. Ein:e Deutsche:r funktioniert, und deshalb funktioniert Deutschland, so die Logik, die offenbar noch immer viele Menschen verinnerlicht haben.

1,67 Milliarden Überstunden haben Menschen laut dem Institut für Arbeitsmarkt- und Berufsforschung (IAB) in Deutschland 2020 geleistet, trotz Kurzarbeit, und über die Hälfte davon unbezahlt[6]. Nicht erst seit der Pandemie warnen Psycholog:innen deshalb davor, dass man sich auch hierzulande in Acht nehmen müsse vor etwas, was in Japan »Karoshi« heißt: Tod durch Überarbeitung. Denn tatsächlich ist Arbeit in Japan noch wichtiger, sie kommt für viele Menschen an erster Stelle, vor Familie, Freunden, Gesundheit. Perfektionismus gilt als eine der höchsten Tugenden im Land. In etlichen Unternehmen machen Angestellte mehr als 80 Überstunden im Monat und nehmen dabei laut Regierung im Durchschnitt nur 8,8 Tage oder weniger als die Hälfte ihres Urlaubsanspruchs wahr. Nach Angaben der OECD arbeitet ein:e Japaner:in im Durchschnitt 348 Stunden im Jahr mehr als ein:e deutsche:e Arbeiter:in.[7] Die Folgen: Menschen schlafen auf der Straße ein – oder sterben. Todesursache ist dann meist ein durch Stress ausgelöster Herzinfarkt, Schlaganfall oder Suizid. (Das Phänomen gibt es im Übrigen auch in Südkorea und China, wo es »kwarosa« beziehungsweise »guòláosî« genannt wird.) »Das Schlafen in der Öffentlichkeit ist aufgrund von Erschöpfung und langer Fahrtzeiten zur Arbeit gang und gäbe. Man nennt es ›Inemuri‹, was ›im Dienst schlafen‹ oder ›anwesend sein und schlafen‹ bedeutet. In vielen Unternehmen ist es akzeptiert und sogar gern gesehen, ein Nickerchen auf der Arbeit zu machen. Denn das zeigt, dass man hart gearbeitet hat. Und danach mehr Energie hat, um noch härter zu arbeiten«, beschreibt das *Change Magazine*[8] den Zustand der japanischen Dauerüberarbeitung. Der besorgt längst auch die Politiker des Landes, die nun versuchen, das anerzogene Arbeitsethos ihrer Bevölkerung mit gezielten Maßnahmen zur Verbesserung der Work-Life-Balance aufzubrechen. So wollte die Regierung die Menschen dazu bewegen, ihre Arbeit an jedem letzten Freitag im Monat schon um 15 Uhr zu beenden. Oder die Anzahl der erlaubten Überstunden pro Monat zu reduzieren. Doch das stellt sich als komplizierter heraus als gedacht. Die Arbeit ist offenbar ein so wichtiger Teil der japanischen Identität und Kultur, dass er sich nicht so einfach kleiner machen lässt.

Befeuert werden diese besorgniserregenden Zustände von einer Studie im Auftrag der Vereinten Nationen, die im Frühjahr 2021 erschien[9]. Sie kam zu dem Schluss, dass allein im Jahr 2016 weltweit etwa 745.000 Todesfälle auf Überarbeitung zurückzuführen waren. Tödliche Herzerkrankungen und Schlaganfälle, die mit der Arbeit der betroffenen Person zusammenhingen, nahmen demnach in den vergangenen 20 Jahren stark zu. Und wer 55 Stunden und mehr pro Woche arbeitet, hat demnach ein erhöhtes Risiko für lebensbedrohliche Herz- und Kreislauferkrankungen. Tedros Adhanom Ghebreyesus, der Chef der Weltgesundheitsorganisation WHO, warnte, dass die Pandemie diese Entwicklung noch verstärken könnte, weil im Homeoffice Arbeit und Freizeit so häufig verschwimmen. Menschen verlernten, zu ruhen, sich zu erholen und neue Kraft zu schöpfen, weil die Arbeit in so viele Bereiche des Lebens hineinragt. Zudem könnten wirtschaftliche Zwänge zu Stellenabbau und dieser wiederum zu einer Mehrbelastung der verbleibenden Mitarbeiter:innen führen.

Es ist also mehr als dringend, dieses Problem anzugehen, und zwar von vielen Seiten. Ich beschäftige mich in diesem Buch primär mit der Perspektive der Arbeitnehmer:innen, doch es ist klar, dass auch diejenigen, die die Rahmenbedingungen schaffen, also die Politik und Arbeitgeber:innen, etwas tun müssen, um die Gesundheit aller zu schützen. Und zwar bevor es zu spät ist und eine Umkehr – wie in Japan – kaum mehr möglich.

Ich schreibe aus der Perspektive einer Angestellten, die in einem Team arbeitet, doch ich glaube, dass viele der angesprochenen Punkte auch die Arbeit Selbstständiger berühren, etwa die Entgrenzung zwischen Job und Privatem und die damit verbundene Rastlosigkeit.

Ich möchte an dieser Stelle betonen, dass ich Journalistin bin, keine Psychologin und keine Medizinerin. Wenn ich von Erschöpfung spreche, dann meine ich diese als ein allgemein wahrnehmbares Gefühl der körperlich-seelischen Müdigkeit, als Ausgepowertsein. Ich meine damit nicht klinisch diagnostizierbare Krankheiten wie Burnout oder Depression, wobei mir klar ist, dass die Grenzen oft fließend sind und die Zahl der an Depression erkrankten und ausgebrannten Menschen in den vergangenen zwei Jahren zugenommen hat.

Zur weiteren Begriffsklärung: Ich verwende in diesem Text das Wort Homeoffice der Einfachheit halber für jede Form von mobilem Arbeiten; es meint zwar primär, aber nicht nur das Arbeiten in den eigenen vier Wänden, sondern generell von einem anderen Ort als dem Büro oder dem festen Sitz des Arbeitgebers aus.

Damit richte ich mich weniger an all jene Menschen, die in systemrelevanten Berufen unsere Gesellschaft vor Ort am Laufen halten, in Krankenhäusern, Supermärkten, Schulen, Bussen, Bahnen, Müll- und Feuerwehrautos. Und mir ist klar, dass viele Menschen gezwungen sind, pausenlos zu arbeiten, vielleicht sogar in mehreren Jobs gleichzeitig, weil sie viel zu wenig Geld bekommen für das, was sie tun, und viel zu wenig Unterstützung durch den Staat und die Gesellschaft. Auch an sie richte ich mich eher nicht, wenngleich ihnen natürlich dasselbe Recht auf Ruhepausen und Erholung zusteht – und auf eine faire Bezahlung.

Ich spreche mit diesem Buch vor allem die Menschen an, denen es möglich ist, im Homeoffice zu arbeiten, und zwar in erster Linie mit dem Kopf, einen oder mehrere Bildschirme vor dem Gesicht und den Hintern meist auf einem Stuhl – und deren Jobwelt sich gerade mitten in einem riesigen Wandel befindet.

Warum also diesen Wandel mit all seinen Angeboten an mehr Flexibilität und Individualität nicht gleich so mitgestalten, dass man selbst und nachfolgende Generationen möglichst viel davon hat?

EBEN WAR CORONA NOCH EIN WITZ IN DER KAFFEEKÜCHE – UND AUF EINMAL IST NICHTS MEHR WIE ZUVOR

Obwohl dieser Moment jetzt eine gefühlte Ewigkeit zurückliegt, erinnere ich mich, als sei es gestern gewesen. Es ist Anfang März 2020. Unser kleines Team sitzt im Büro zusammen, auf der Agenda steht die Planung der kommenden Woche. Doch stattdessen sprechen wir über dieses unheimliche Virus, das sich von China aus gerade so schnell auf der Welt verbreitet. In den U- und S-Bahnen sieht man erste Menschen mit Masken vor Mund und Nase, jede:r von uns hat etwas anderes gelesen oder gehört und wagt eigene Prognosen. Ein Kollege ist sich sicher: »Es dauert nicht mehr lange, ehe der Turm leer sein wird.« Der Turm, das ist das

Hochhaus der *Süddeutschen Zeitung* im Münchner Osten, hier arbeiten Hunderte von Menschen auf 27 Stockwerken. Wir anderen lachen unsicher: leer? Wie soll das gehen? Wie soll eine tägliche Zeitung entstehen, wenn die Redaktion nicht an einem Tisch zusammenkommen kann? Wo sollen all die Menschen denn hin zum Arbeiten? Und: Ist das technisch überhaupt möglich?

Nicht einmal zwei Wochen später packten wir unsere Rechner und Tastaturen ein, leiteten sämtliche Anrufe auf unsere Handys um, leerten die angebrochenen Milchtüten in der Kaffeeküche aus, gossen noch einmal die Pflanzen – dann waren wir weg. Zu Hause.

Mir war das gar nicht so unrecht. Denn abgesehen davon, dass ich zu Hause vor dem Virus deutlich sicherer war als in einem Hochhaus mit Aufzügen und zirkulierender Lüftung, wartete dort auf mich auch ein neun Monate altes Baby. Ich war erst Ende Januar aus der Elternzeit zurückgekehrt, und auch wenn ich wusste, dass das Kind von seinem Papa bestens versorgt wurde, freute ich mich insgeheim, wieder mehr Zeit mit dem Kleinen verbringen zu dürfen. Dass gleichzeitig auch die Dreijährige daheim sein würde, weil die Kita geschlossen hatte – geschenkt! Dachte ich. Mein Mann kümmert sich um die Kinder, ich arbeite, und zum Mittagessen, zu einer Buchvorlese- oder Stillpause komme ich aus meinem Arbeitszimmer raus. Dachte ich. Ich hatte ja keine Ahnung.

DER HARTE AUFPRALL IN DER REALITÄT

Studien und Umfragen zeigen, dass es vielen Menschen zu Beginn der Pandemie ähnlich ging wie mir: Sie fanden das mit dem Homeoffice gar nicht schlecht, freuten sich vielleicht sogar richtig darüber. Denn ein Großteil der Arbeitgeber:innen hatte das Arbeiten von zu Hause bis dahin eben nur in Ausnahmefällen erlaubt, und auch dann häufig nur unter Vorbehalten. Hannes Zacher ist Psychologe und leitet das Institut für Arbeits- und Organisationspsychologie an der Universität Leipzig. Seine Forschungsgruppe hat im Dezember 2019 mit einer breit angelegten Homeoffice-Studie[10] begonnen, 1500 Menschen wurden dafür regelmäßig zu ihrer Arbeitssituation und -zufriedenheit befragt. Vor der Pandemie durften demnach 22,18 Prozent der befragten Personen ins Homeoffice, seit Mitte März 2020 sind es zwischen 40 und 50 Prozent, also fast die Hälfte. Zacher sagt: »Viele Menschen wollten schon vorher gern viel häufiger von zu Hause aus arbeiten, durften aber nicht, und für die war das natürlich erst mal eine Verbesserung der Arbeits- und damit auch Lebenssituation.«

Ich dachte an meine Mutter, die die längste Zeit ihres Arbeitslebens Personalverantwortung getragen hat. Als ich ein paar Jahre zuvor mein erstes Kind bekommen hatte, hatte ich viel mit ihr über die Vereinbarkeit von Elternschaft und Beruf diskutiert. Sie, selbst Mutter zweier Kinder, vertrat als Chefin den Standpunkt: Wenn man das Homeoffice dazu nutzen möchte, um nebenher Kinder oder andere pflegebedürftige Personen zu betreuen, dann sollte man sich das sehr, sehr genau überlegen. Nicht, weil dann womöglich Arbeit liegen bleiben könnte. Sondern »weil ich am Ende des Tages Mitarbeiterinnen hatte – ja, meist waren es Frauen, die mit diesem Wunsch kamen –, die völlig erschöpft waren, weil sie weder der einen noch der anderen Aufgabe wirklich gerecht werden konnten«, sagte sie. »Ich habe den Frauen immer davon abgeraten – nicht zuletzt aus eigener Erfahrung – und bin solchen Wünschen nur im Einzelfall und mit Magengrummeln nachgekommen. Ich wollte die Kolleginnen schützen, nicht ihnen das Leben komplizierter machen.«

Damals konnte ich diese Einstellung nur bedingt nachvollziehen. Eine Pandemie und viele graue Haare später weiß ich: Sie hatte recht.

Hannes Zacher bestätigt aus wissenschaftlicher Sicht: »Konzentriertes Arbeiten und Kinderbetreuung gleichzeitig ist über einen längeren Zeitraum nicht möglich, zumindest nicht in einem zufriedenstellenden Umfang.« Das ändert nichts daran, dass die Realität vieler Menschen seit Mitte März 2020 genau so immer wieder aussieht. Sie versuchen zu arbeiten, während im Zimmer nebenan die Kinder die Wände mit Knete tapezieren, sie nehmen an Videokonferenzen teil und haben dabei ein quengeliges Kleinkind auf dem Schoß, das nur Ruhe gibt, weil es auf den Bildschirm starren darf, sie schieben Fischstäbchen in den Ofen, während sie das Telefon zwischen Ohr und Schulter geklemmt haben, um das Gespräch mit dem Chef noch fertig führen zu können, sie helfen bei Algebraaufgaben, während sie nebenher 37 E-Mails beantworteten. Oder sie laufen, wie ich im Frühjahr 2020, mit einem Baby in der Trage und dem Handy in der Hand im Treppenhaus auf und ab, weil das Kind auf einmal nur noch mit Körperkontakt einschlafen will und doch endlich, endlich schlummern soll, damit ich mit diesem einen Text anfangen kann, wobei es mit unbarmherziger Präzision immer in dem Moment aufwacht, in dem ich den ersten Satz getippt habe, und mit lautem Geschrei einfordert, gestillt zu werden.

Die anfängliche Freude über das Homeoffice und die unerwartete Zeit mit der Familie wich bei mir deshalb ziemlich schnell einer nie gekannten Erschöpfung. Der Vater der Kinder war zwar da, um sich vor allem um deren Bedürfnisse zu kümmern. Aber wenn man nicht gerade in fünf Zimmern oder einem Haus mit mehreren Stockwerken wohnt, ist es kaum möglich, sich vom Rest der Mitbewohnerschaft so abzuschotten, dass man eine längere Zeit am Stück ungestört arbeiten kann. Mein Aufprall in der Homeoffice-Realität war hart; ich wünschte mich in diesen Monaten häufig zurück ins Büro, wo zwar auch ab und an jemand was von mir will, dabei aber in den seltensten Fällen schreit, an meinem Pullover zerrt oder den Inhalt der Kaffeetasse über meinen Arbeitsplatz verteilt. Und wie mir ging es in der Hochzeit der Corona-Krise vielen jungen Eltern: Studien[11] zeigen, dass vor allem die Lebenszufriedenheit in Familien mit kleinen Kindern während der Lockdowns mit Kita- und Schulschließungen durch die körperliche und mentale Zusatzbelastung sank (dazu mehr im nächsten Kapitel).

HOMEOFFICE IST NICHT GLEICH HOMEOFFICE: ZWISCHEN SELBSTGESPRÄCHEN UND DER SEHNSUCHT NACH RUHE

Wenn ich wieder nicht wusste, wo oben und unten war, dachte ich manchmal an meine junge Kollegin, die kinderlos in ihrer Einzimmerwohnung saß. Ob das nicht paradiesisch sei, fragte ich sie irgendwann – aber sie hatte ein ganz anderes Problem, quasi das Gegenteil von meinem: ein lähmendes Gefühl von Einsamkeit und Isolation. »Es gibt Tage, an denen erschrecke ich mich richtig, wenn ich zum ersten Mal den Mund aufmache«, erzählte sie. Sie befand sich am anderen Ende der Extreme, in die uns diese abrupte Pandemie-Homeoffice-Situation katapultiert hatte. Während vor allem Eltern – und insbesondere Alleinerziehende – über zu wenig Raum und Zeit für sich und ihre Tätigkeiten klagten, litten (und leiden weiterhin) Menschen, die allein leben, darunter, dass sie von beidem zu viel haben. Es war wie in so vielen anderen Lebensbereichen auch: Die Pandemie wirkte wie ein Katalysator – kleinere Probleme oder Ungleichgewichte wurden mit einem Mal zu ernsten Schieflagen.

Das Gefühl, unter dem meine junge Kollegin litt, nennen Arbeitspsycholog:innen »Professionelle Isolation«, es wurde schon Jahre vor der Corona-Krise von Forschern rund um Timothy D. Golden (2008)[12] wie folgt definiert: »A state of mind or belief that one is out of touch with others in the workplace«, also das Gefühl, keine Verbindung zu Kolleginnen und Kollegen zu haben. Dieses Gefühl ist nicht notwendigerweise mit dem Homeoffice verbunden, es kann auch auftreten, wenn man in einem normalen Büro sitzt, sich bei bestimmten Themen oder Diskussionen aber außen vor oder nicht wahrgenommen meint. Doch beim Arbeiten von zu Hause ist laut den Leipziger Wissenschaftler:innen rund um Hannes Zacher eine Verstärkung dieser Tendenz zu beobachten, und wenn man zusätzlich allein in seiner Wohnung sitzt und sich ohnehin sozial isoliert fühlt, überlagern sich schnell das allgemeine Einsamkeitsgefühl und das Gefühl von Arbeitseinsamkeit. Und das wiederum bedeutet ebenfalls psychischen Stress – wenngleich er ganz anders entsteht als etwa in meinem Fall.

Schon dieser Vergleich macht klar, dass die Rahmenbedingungen einen großen Einfluss darauf haben, wie zufrieden jemand mit der Arbeit von zu Hause ist. Denn er zeigt: Homeoffice ist nicht gleich Homeoffice. Während manche Menschen über ein eigenes Arbeitszimmer verfügen, dessen Tür sie hinter sich schließen und damit entweder die

Außenwelt oder die Arbeitswelt für eine bestimmte Zeit wegsperren können, arbeiten andere am Balkonklapptisch, der in eine Ecke des Schlafzimmers gequetscht wurde. Arbeitnehmer:innen, die viel Platz zu Hause haben, vielleicht sogar einen Garten, in dem sich die Kinder während des Lockdowns austoben konnten, waren und sind in solch einer Situation klar im Vorteil.

Gehen alle ins Büro, ist es zumindest für den Arbeitsalltag recht egal, wie groß oder klein das Zuhause ist. Arbeiten aber alle in diesem Zuhause, beeinflussen die privaten Verhältnisse zwangsläufig die Arbeitsbedingungen. Die typischen Folgen: Aus der mangelnden Ergonomie, weil jemand mit dem Laptop am Küchentisch kauert, resultieren Fehlhaltungen und daraus muskuläre Verspannungen. Die mangelnde Ruhe, weil die Person keinen Raum zum Arbeiten hat, führt zu Konzentrationsproblemen – und beides hat einen erheblichen Einfluss auf das persönliche Stresslevel.

Und noch etwas kritisieren Expert:innen an der Arbeit am Küchen- oder Esstisch: dass diese auch aus psychologischer Sicht nichts mit dem Job zu tun haben, sondern für einen ganz anderen, nämlich den privaten Lebensbereich reserviert sein sollten. Mir fiel irgendwann im ersten Lockdown auf, dass es kaum einen Ort in unserer Wohnung gab, an dem ich noch nicht mit dem Laptop gesessen, gelegen oder gestanden und gearbeitet hatte. Wenngleich sich die Bedeutung der eigenen vier Wände in der Pandemie ohnehin stark verändert hat (meist schwankend zwischen Schutzburg und Gefängnis), merke ich in verschiedensten Momenten: Das unumstößlich wohlige und behütete Gefühl, das mein Zuhause immer für mich ausstrahlte, hat ein Stück weit gelitten, weil es plötzlich zum Schauplatz von Stress und Unstimmigkeiten auf der Arbeit wurde. Es hat an Unschuld und Leichtigkeit verloren, ist nicht mehr ausschließlich der Ort, an dem ich Kraft tanke, sondern auch einer, an dem ich Kraft verliere.

Der Arbeitspsychologe Hannes Zacher sagt dazu: »Eigentlich brauchen wir einen Arbeitsplatz, der wirklich nur dafür gedacht ist. Es ist sonst schwer, in Arbeitszeiten produktiv zu werden und in der Freizeit abzuschalten.« In seiner Studie heißt es: »Die örtliche Trennung von Arbeit und Freizeit, die ein externer Arbeitsplatz typischerweise bietet, hilft, um Arbeit und Freizeit geistig zu trennen, was wiederum zu mehr Aufmerksamkeit, Konzentration und Motivation führt.« Und damit hängt wiederum – auch wenig überraschend – eng zusammen, wie jemand den Arbeitsprozess an sich wahrnimmt und stemmen kann. Denn je besser eine Person sich selbst intrinsisch motivieren und strukturieren könne, desto leichter gehe ihr oder ihm die Arbeit im Homeoffice von der Hand, sagt Zacher (mehr dazu im Kapitel über die Macht der digitalen Kommunikation).

Insgesamt, sagt der Psychologe, beobachte die Arbeitspsychologie eine Art »Honey-Moon-Hangover« rund ums Homeoffice: Während die meisten Menschen diese Form der Arbeit in den ersten Wochen und Monaten nach Beginn der Pandemie trotz aller technischer Schwierigkeiten gut und aufregend fanden, sei es ihnen im Laufe der Zeit oft schwerer gefallen, sich weiter jeden Morgen selbst aufzuraffen und zu organisieren, was vor allem daran gelegen haben dürfte, dass lange Zeit kein Ende der Situation absehbar war, keine Abwechslung. Wenn es sich die Menschen aussuchen dürfen, sagt Zacher, dann würden die meisten von ihnen heute das schon erwähnte Wechselmodell aus Büro- und Heimarbeit wählen, also: ein paar Tage die Woche zu Hause, ein paar Tage am externen Arbeitsplatz.

Die An- oder Abwesenheit anderer Menschen, das Gefühl von sozialer Integration oder Isolation, die Beschaffenheit des Arbeitsplatzes inklusive technischer Ausstattung, die Fähigkeit, sich selbst organisieren und antreiben zu können: Ob jemand sich wohlfühlt im Homeoffice oder nicht, liegt also an einer ganzen Menge äußerer und innerer Faktoren, und mir ist klar, dass viele Menschen auch total zufrieden sind damit. Eine Leserin schrieb mir zum Beispiel, sie fände es schade, dass das Homeoffice oft so negativ und problembehaftet dargestellt werde, denn ihr gefalle es zu Hause viel besser: Sie sei selbstbestimmter, könne Beruf und Privatleben besser miteinander vereinen und fühle sich weniger gestresst, weil Arbeitswege wegfielen. Von meinem Mann, der unter Atemwegsproblemen leidet, weiß ich, dass es ihm gesundheitlich deutlich besser geht, wenn er nicht jeden Tag acht Stunden in einem Großraumbüro mit Klimaanlage sitzt. Und unter den Menschen, die in den sozialen Netzwerken Posts zu diesem Thema kommentieren, gibt es auch etliche, die von sich sagen, ganz wunderbar klarzukommen mit dem Homeoffice und den mentalen und räumlichen Anforderungen, die es mit sich bringt. Die kein Problem damit hätten, den Computer nach Feierabend abzuschalten, und die Arbeit dann Arbeit sein lassen könnten.

Das ist toll! Aber es geht eben nicht allen so, das belegen etliche Untersuchungen zur mentalen Belastung und der damit verbundenen Erschöpfung im Homeoffice.

Und deshalb gilt es, sämtliche Bedürfnisse zu schützen, indem wir eine Form des mobilen Arbeitens finden, die jede:m entgegenkommt und niemanden zwingt, seinen Rechner an Orten hochzufahren, die ihm oder ihr auf Dauer nicht guttun. Ganz gleich, ob das der eigene Küchentisch ist oder das Büro im 17. Stock eines Hochhauses.

WARUM WIR MEHR ARBEITEN, WENN WIR NICHT IM BÜRO SIND – UND DAS LANGFRISTIG SICHER NICHT GESUND IST

»Ich bin viel produktiver im Homeoffice, weil mich niemand stört.« Diesen Satz habe ich nicht nur häufig gehört in den vergangenen Jahren, ich habe ihn auch selbst gesagt. Denn seit meine Kinder (wieder) in die Kita gehen dürfen, ist das Homeoffice tatsächlich der Ort, an dem ich am ungestörtesten arbeiten kann. Wobei ungestört in dem Fall vor allem heißt: ohne größere Unterbrechungen – und Pausen. Gleichzeitig geben über 70 Prozent der Menschen[13], die im Homeoffice arbeiten, genau das an, wenn sie gefragt werden, was ihnen an der Arbeit von zu Hause fehlt: die Kaffeepausen mit den Kolleg:innen, der Plausch auf dem Gang, gemeinsame Mittagessen, bei denen man irgendwann nicht mehr nur über das große Projekt oder den versemmelten Pitch spricht, sondern die übergehen in einen informell-privaten Austausch. Und die damit das Zusammensein mit den Kolleg:innen zu mehr machen können als einer pragmatisch-zweckgebundenen Arbeitsbeziehung (ohne dass man sofort beste Freund:innen sein muss).

Sie machen im Übrigen auch die Arbeit zu mehr als einem reinen Abarbeiten von Aufgaben, zu mehr als dem typischen Dienst nach Vorschrift. Wie oft entstehen die besten Ideen als Team gerade dann, wenn man beim gemeinsamen Mittagessen vom Hundertsten ins Tausendste kommt? Wenn man nach Feierabend nur noch kurz bei der Kollegin vorbeischauen und was Nettes über ihre neue Frisur sagen will, sich dann aber festquatscht, anfängt rumzuspinnen – und plötzlich kreativer und produktiver als den ganzen vorangegangenen Arbeitstag ist? So oft sind es diese unsichtbaren zwischenmenschlichen Räume, die gemeinsame Visionen erst wachsen lassen, und damit sie existieren können, braucht es nicht nur ab und an einen gemeinsamen physischen Aufenthaltsort, sondern auch Verständnis füreinander und Kenntnis voneinander. Empathie. Oder woher soll ich wissen, dass es der Kollegin gerade nicht so gutgeht und ich sie mit meinen Spinnereien eher in Ruhe lassen sollte, wenn ich sie nicht sehe und höre, sondern nur im Chat lese, in dem viele Zwischentöne verloren gehen?

Wenn Unternehmen gegen das mobile Arbeiten argumentieren, kann ich diesen Aspekt tatsächlich gut nachvollziehen: Fehlen echte zwischenmenschliche Begegnungen, leidet darunter auf Dauer nicht nur die Psyche der Mitarbeiter:innen, weil ein Ort für sozialen Austausch verlorengeht, sondern auch die Unternehmenskultur an sich, der gemeinsame Geist, das Gefühl der Zusammengehörigkeit. Die Spaltung der Belegschaft ist eine mögliche Folge (gerade, wenn nicht alle Jobs in einem Unternehmen Homeoffice-geeignet sind), was sich wiederum negativ auf das Produkt oder die Dienstleistung auswirken kann, die das Unternehmen anbietet. Eine Studie der Bertelsmann Stiftung aus dem Frühjahr 2021 bestätigte diese Sorge[14]; demnach drohen durch das vermehrte Homeoffice »Haarrisse in der Unternehmenskultur«, die vor allem auf fehlendes Miteinander zurückzuführen seien. Darauf, dass zwar jede:r für sich im Homeoffice vorankommen mag mit den eigenen Aufgaben, es aber schwerer wird, das Große und Ganze im Blick zu behalten – und zu spüren. Und das wiederum hängt eng mit der Motivation der Mitarbeiter:innen zusammen, denn irgendwann stellt sich in den allermeisten Fällen die Frage: Warum mache ich das hier eigentlich? Nur um der Arbeit und der Bezahlung willen?

ICH ARBEITE, ALSO BIN ICH: ÜBER DIE DROGE SELBSTWIRKSAMKEIT

Ich bin überzeugt, dass das Miteinander ein Hauptgrund dafür ist, weshalb wir die Arbeit im Büro schätzen. Es macht den Arbeitsprozess an sich zwar manchmal langsamer, aber auch oft schöner und vielseitiger. Trotzdem heben so viele Menschen das ungestörte Arbeiten zu Hause als großen Vorteil des Homeoffice hervor. Warum? Weil wir einen neuen Maßstab an unsere Produktivität anlegen? Ich glaube nicht. Zumindest nicht nur. Der Psychologe Hannes Zacher vermutet, dass dieser starke Fokus auf eine höhere Leistungsfähigkeit im Homeoffice mit unserem Bedürfnis nach Selbstwirksamkeit zusammenhängt. Der Begriff wurde vom amerikanischen Psychologen Albert Bandura geprägt; die kognitive Psychologie versteht darunter die Überzeugung einer Person, auch schwierige Situationen und Herausforderungen aus eigener Kraft erfolgreich bewältigen zu können. »Menschen brauchen dieses Gefühl«, sagte der Arbeitspsychologe Felix Klapprott im Gespräch mit der *Süddeutschen Zeitung*[15], »wenn nicht, dann schadet das der psychischen Gesundheit.« Niemand fühlt sich gern nutzlos und unbrauchbar, das hat nicht zuletzt die lange Phase gezeigt, in der Menschen aufgrund der Pandemie in Kurzarbeit gehen mussten oder ihrem Beruf gar nicht mehr nachgehen konnten, Kinobetreiber etwa, Künstler, Schuhverkäufer, Servicekräfte. Wenn das Gefühl verlorengeht, sinnvoll und produktiv zu etwas beitragen zu können, und sei es zum eigenen Lebensunterhalt, kann das die Säulen des Selbstverständnisses schnell ins Wanken bringen.

Hierzulande kommt noch etwas hinzu, das mit der typisch deutschen Arbeitshaltung zusammenhängt, über die ich eingangs schon geschrieben habe. Weil viele Menschen in Deutschland ihr Selbstwert- und Selbstwirksamkeitsgefühl aus der Erwerbsarbeit ziehen, hat sie eine besonders große Bedeutung für das seelische Wohlergehen. »Sie haben das so gelernt, das ist die Leistung, für die sie die meiste Anerkennung bekommen«, sagt Klapprott. Deshalb fallen viele Menschen erst einmal in ein tiefes Loch, wenn sie ins Rentenalter kommen – oder wenn ihnen die Arbeit unerwartet wegbricht. Laut dem Psychologen ist das kein individuelles, sondern ein gesellschaftliches Problem: Die Fokussierung auf die berufliche Leistung ist einerseits zu eindimensional und blockiert andererseits Kapazitäten, um sich selbstwirksam in anderen, nachhaltigeren Lebensbereichen zu engagieren.

Während der Corona-Krise kam erschwerend hinzu, dass es immer wieder kompliziert war, sich auf andere Dinge als Arbeit zu konzentrieren, sich darin auszuprobieren und zu bestätigen: das Singen im Chor, das Ehrenamt im örtlichen Sportverein, der Tanzkurs – zeitweilig war ja kaum mehr etwas möglich. Die Pandemie verstärkte die Fokussierung auf die Arbeit also noch einmal. Man musste (und muss) ja auch dankbar sein, überhaupt noch eine zu haben.

Also: Ran an den Computer und schuften. Spüren, dass man was tut. Denn je mehr man im Homeoffice geschafft bekommt, desto besser kann man diese Herausforderung bewältigen, und desto eher hat man das Gefühl, ein wertvolles Mitglied der Arbeitswelt zu sein und von seinen Vorgesetzten und Kolleg:innen gesehen und als nützlich empfunden zu werden. Genau das ist ja ein großes Problem in der Remote-Arbeitssituation: Wie – außer mit Leistung – kann man zeigen, dass man (noch) da ist? Natürlich gibt es Videokonferenzen, Telefone, Mails und Arbeitschats, und manchen Menschen fällt es auch dort nicht schwer, auf sich und ihr Wirken aufmerksam zu machen. Andere tun sich damit aber weniger leicht. Sie sind es vor allem, die sich und ihr Umfeld von ihrer (Selbst-)Wirksamkeit überzeugen müssen, indem sie ackern, ackern, ackern. Die sich und allen anderen beweisen wollen: Ich kann das! Egal, was es kostet.

Dieses Gefühl hatte ich auch, als wir damals alle ins Homeoffice gingen. Ich war erst kurz zurück aus der Elternzeit und wollte auch ohne Pandemie schon zeigen, dass ich wieder in der Lage bin, richtig zu arbeiten. Ich wollte zeigen, dass unser Familienkonstrukt funktioniert, dass ich auch als Mutter mit zwei kleinen Kindern eine vollwertige und wertvolle Arbeitskraft bin. Ich stand in der Frühe auf, wechselte schlaftrunken Windeln, stolperte unter die Dusche, wischte Müsli vom Küchenboden auf, setzte mich an den Schreibtisch. Arbeitete, kochte Nudeln, kratzte Nudeln vom Hochstuhl ab, arbeitete, stillte, arbeitete, um auch pünktlich Schluss machen zu können. Las Pippi Langstrumpf vor, mogelte Löffel für Löffel Brei in quäkende Münder, las irgendeine Einhorn-Geschichte vor, stillte, und wenn dann endlich alle Kinder schliefen, klappte ich den Laptop noch mal auf. Nicht, dass mich irgendjemand dazu gezwungen hätte, eher das Gegenteil war der Fall. Meine Vorgesetzten gaben mir nie das Gefühl, dass ich zu wenig leisten würde und mal ein bisschen ranklotzen müsste; sie fragten nach meinem Befinden, der Mehrfachbelastung im Homeoffice und sagten auch mal: Nimm dir Auszeiten!

Diejenige, die mich so antrieb, war ich selbst. Weil ich allen, mich eingeschlossen, demonstrieren wollte: Ich kann das. Ich habe alles unter Kontrolle. *Ich kann diese schwierige Situation und Herausforderung aus eigener Kraft erfolgreich bewältigen.*

Und wo wir schon beim Stichwort Kontrolle sind – im Zuge der Pandemie spielte die aus psychologischer Sicht ja eine nicht unerhebliche Rolle, allerdings in ihrer Anti-Form. Sehr häufig fühlte es sich so an, als könnten wir das Virus und all das, was es mit sich brachte, überhaupt nicht kontrollieren. Zumindest nicht als Einzelperson. Wie gut tat es da, wenigstens die Arbeit unter Kontrolle zu haben? Ein ungleicher Ersatz, aber der menschliche Geist nimmt eben, was er kriegen kann (mal abgesehen davon, dass einige Psychologen wie der US-Amerikaner Roy Baumeister[16] davon ausgehen, dass Selbstkontrolle der wichtigste Faktor überhaupt für unser Selbstwertgefühl ist).

Ich habe die wohltuende Wirkung der (Selbst-)Kontrolle während der vergangenen zwei Jahre auch immer wieder gespürt: Wenn ich bei all dem Chaos vor der Tür drinnen alles im Griff hatte, war ich irgendwie okay. So sagte ich mir selbst und meinem Umfeld immer wieder, dass mir die ganze Homeoffice-Situation total entgegenkomme, weil sie mich mein Familienleben viel flexibler gestalten ließe: »Wenn ich ohne Pausen durcharbeite, kann ich früher aufhören und bin damit auch früher für die Kinder da. Alles, was ich bis dahin nicht schaffe, kann ich dann ja später erledigen, wenn die Kleinen schlafen.« Oder: Während einer Arbeitspause räume ich die Spülmaschine aus, falte Wäsche, sortiere Legosteine. Alles unter Kontrolle also. Dass ich so im Grunde den kompletten Tag über bis in den späten Abend hinein keine richtige Pause oder gar Zeit für mich hatte – das begriff ich erst, als ich immer schlechter schlief und müder und müder wurde.

WENN VEREINBARKEIT VOR ALLEM MÜDE MACHT

Die höhere Flexibilität und Vereinbarkeit von Arbeit und Privatleben ermöglichen es, mehr Aufgaben nebeneinander zu schaffen. Am Ende des Tages bleibt so womöglich weniger liegen – aber diese Gleichzeitigkeit der Dinge ist eben auch wahnsinnig anstrengend. Ein weiteres Beispiel für diese zehrende Seite der hochgelobten Vereinbarkeit durch das Homeoffice: Wenn meine Tochter vor der Pandemie krank war und nicht in die Kita gehen konnte, blieben mein Mann oder ich zu Hause mit ihr. Wir meldeten uns ab von der Arbeit und waren nur in dringenden Fällen erreichbar. Sind die Kinder heute krank, bleiben wir Eltern oft beide zu Hause – und versuchen gleichzeitig, zumindest ein bisschen zu arbeiten. Erstens haben wir es in den vergangenen Jahren ja trainiert, parallel Kinder zu betreuen und zu arbeiten. Zweitens bedeutet die einfache Tatsache, dass jemand physisch nicht im Büro ist, nicht mehr, dass die Person nicht arbeitet. Alle wissen: Die Person kann trotzdem ihre Mails oder Teams-Nachrichten lesen, macht sie ja sonst auch daheim. Natürlich ist das in bestimmten Situationen sehr praktisch, etwa, wenn einem auf der Arbeit eine Deadline im Nacken sitzt. Man bleibt bis zu einem gewissen Maß verfügbar für alle. Andererseits ist genau das die große Krux: Gleichzeitig für ein krankes Kind da zu sein und ein anspruchsvolles Projekt auf der Arbeit voranzubringen mag zwar irgendwie möglich sein – aber kaum zur Zufriedenheit aller Beteiligten. Irgendwo muss man Abstriche machen, was den Stress am Ende nur erhöht, weil man sich vor jeder Seite rechtfertigen muss, nirgends ganz da zu sein.

Das gilt im Übrigen auch für das Arbeiten, wenn man selbst krank ist: Während man sich mit einer Erkältung eher nicht in ein Großraumbüro oder in ein Teammeeting setzt, ist die Schwelle, den Laptop im Homeoffice trotz Schnupfennase und Husten anzuschmeißen, viel niedriger. Dass man so schnell Gefahr läuft, sich zu wenig zu schonen und am Ende viel länger krank zu sein, muss ich nicht erklären.

Aber zurück zur Vereinbarkeit von Kindern und Homeoffice. So ist das halt mit kleinen Kindern, du wolltest es doch so, könnte man jetzt sagen. Ja, stimmt, Müdigkeit ist Teil des All-inclusive-Pakets, das Kinder mitbringen, wenn sie auf die Welt kommen. Aber erstens habe ich mich unter anderen Voraussetzungen dafür entschieden, berufstätige Mutter sein zu wollen. Und zweitens behaupte ich: Wenn ich im Büro arbeite, mache ich deutlich mehr Pausen, dann habe ich, so widersprüchlich das klingt, mehr Zeit für mich, mehr Verschnaufmöglichkeiten. Die Eltern kleiner Kinder werden mir zustimmen, für sie ist es keine Neuigkeit, dass der Alltag mit einem Säugling oder Zweijährigen anstrengender und fordernder sein kann als ein Tag im Büro. Die Rechnung ist also einfach: Wenn man beides addiert, den Alltag mit Kindern zu Hause und das Arbeiten zu Hause, kommt man unter dem Strich auf eine Belastungssumme, die über eine längere Zeit schwer zu stemmen ist.

»KANNST DU MAL EBEN?«: WESHALB DAS HOMEOFFICE BERUFSTÄTIGE FRAUEN, UND VOR ALLEM MÜTTER, BESONDERS BELASTET

Es ist keine Überraschung, dass es vor allem Frauen sind, die einen Großteil dieser Doppelbelastung schultern. Ein Forschungsteam der TU Chemnitz rund um den Organisations- und Wirtschaftspsychologen Bertolt Meyer kam zu dem Ergebnis[17]: Berufstätige Frauen waren und sind psychisch stärker von der Pandemie betroffen als Männer – vor allem im Homeoffice. Die Forscher:innen befragten 2020 von April bis Juni 3862 Personen zu den psychischen Belastungen während des ersten Lockdowns, wobei sie gezielt »persönliche Faktoren wie Geschlecht, Familien- und Paarsituation sowie Arbeit im Homeoffice« in den Blick nahmen. Ihr Ziel: herauszufinden, »ob es zwischen diesen persönlichen Faktoren Zusammenhänge mit der emotionalen Erschöpfung – der Kernfacette des Burnouts – gibt und wie sich diese im Verlauf der Pandemie entwickeln«, erklärten die Wissenschaftler:innen, als sie ihre Ergebnisse im Frühjahr 2021 veröffentlichten:[18] »Ein wesentliches Ergebnis war (...), dass insbesondere die psychische Gesundheit von Frauen stärker von der Covid-19-Pandemie betroffen war als die von Männern. Wesentliche Faktoren hier waren das Vorhandensein von Vorschul- und Schulkindern im Haushalt in Kombination mit geschlossenen Schulen und Kitas und Tätigkeit im Homeoffice. In diesem Fall stellten die Forschenden einen Anstieg der Erschöpfung besonders bei Frauen fest.« Um die Ursachen für die Erschöpfung herauszufinden, hatten die Forscher:innen den Einfluss von sechs Faktoren auf die emotionale Erschöpfung untersucht: Zeitverlauf der Pandemie, Autonomie (in der Gestaltung der eigenen Arbeit), Arbeitsplatzunsicherheit, wahrgenommene soziale Unterstützung (am Arbeitsplatz und zu Hause), Arbeit-Privatsphäre/Privatheit-Arbeits-Konflikt und Pandemie-spezifische Selbstwirksamkeit. Ein wesentlicher Befund war, dass es den Befragten psychisch desto besser ging, je mehr Autonomie und soziale Unterstützung sie zu Hause und im Job erlebten. Heißt: Frauen, die die Carearbeit zu Hause gleichmäßiger mit dem anderen Elternteil aufteilten und die zudem freier und selbstständiger über ihre Arbeitszeiten und -inhalte bestimmen konnten, erlebten die vergangenen Jahre als weniger erschöpfend.

Es geht in diesem Buch zwar nicht speziell um die Erschöpfung von Frauen. Aber weil sie, insbesondere berufstätige Mütter, davon im Homeoffice besonders betroffen sind, möchte ich sie noch einmal gezielt in den Blick nehmen. Auch, da ich selbst eine von ihnen bin und ich dieses Gefühl gut kenne, mich zwar mit all meiner Kraft in jeden Kampf an jeder Front zu schmeißen – und trotzdem am Ende so oft als gefühlte Verliererin vom Platz zu gehen: weil ich in der Videokonferenz am späten Nachmittag nicht aufmerksam genug bin. Weil die Kinder eine Tür weiter das Wohnzimmer auseinandernehmen, ich in dem Moment schon ahne, dass sich die Kleinen in spätestens fünf Minuten in die Haare bekommen und ich nicht angemessen schlichten und trösten kann. Weil die Wäsche seit der Mittagspause nass in der Trommel vor sich hingammelt und ich sie noch mal waschen muss. Weil wir vermutlich schon wieder Nudeln mit Soße zu Abend essen und ich am Ende des Tages zwar mit letzter Motivation das Sofa wieder zusammenbauen, aber wirklich, wirklich kein Yoga mehr machen kann. Alles nicht schlimm? Stimmt. Stimmt aber auch nicht, weil die Erwartung, die die Gesellschaft an Frauen und insbesondere Mütter heranträgt, eben so aussieht: Die haben alles hinzubekommen, sonst sind sie gescheitert. Nur logisch, dass Frauen diese

Erwartung irgendwann auch an sich selbst haben. Und dass es immer schwieriger wird, Hilfe anzunehmen, um vor sich nicht das Gesicht zu verlieren.

Die Schweizer Geschlechterforscherin und Soziologin Franziska Schutzbach hat dieser Erwartungshaltung ein ganzes Buch gewidmet: »Die Erschöpfung der Frauen – Wider die weibliche Verfügbarkeit« (erschienen im Herbst 2021 im Droemer Verlag). Darin schreibt sie: »Frauen sind (...) heute mit anderen Anspruchshaltungen konfrontiert als Männer. Sie müssen perfekter im Job sein, immer toll aussehen, und wenn ein Kind Probleme hat, werden diese auf die Mutter zurückgeführt. (...) Kein Mensch kann all diesen Erwartungen gleichzeitig entsprechen, und ihre Widersprüchlichkeit führt zu Überforderung, Erschöpfungen und einer dauernden Angst vor dem Scheitern. Der Kulturwissenschaftlerin Angela McRobbie zufolge hat sich die Emanzipation ein Stück weit in eine Fratze verwandelt: Was wir heute unter Frauenemanzipation verstehen – ökonomisch unabhängig, erfolgreich, leistungsstark, selbstbestimmt, individuell –, ist nicht nur für die meisten Frauen kaum zu erreichen, es ist vor allem nicht kompatibel mit dem, was sich trotz allem nicht verändert: dass sie ständig verfügbar sein sollen für die Bedürfnisse anderer, für emotionale Arbeit, Hausarbeit, Pflege, Beziehung; für die Herstellung von Harmonie, Gemütlichkeit und Glück, dafür, dass andere sich von der harten Welt erholen können.«[19]

Anne Schilling ist die Geschäftsführerin des Müttergenesungswerks. Sie warnt nicht erst seit Beginn der Pandemie vor einer Übererschöpfung der Mütter, die gerade im

Lockdown in den allermeisten Fällen und Familien für die Betreuung der Kinder zuständig gemacht wurden – zusätzlich zu ihren sonstigen Aufgaben in Job oder Haushalt. Sie sagt, die Frauen, die sie in den Kuren sehe, seien mit ihren Kräften am Ende: »Es liegt in der Natur der Mütter, alles so lange schaffen zu wollen, bis gar nichts mehr geht.« Es wäre deshalb wohlfeil und zynisch, von arbeitenden, erschöpften Müttern zu fordern: Schützt euch doch selbst besser, indem ihr Grenzen setzt und sagt, was geht und was nicht! Sie müssen geschützt werden, und zwar von höchster Stelle, erst recht nach Jahren einer Pandemie, die in vielen Familien eigentlich schon durchbrochen geglaubte traditionelle Geschlechterrollen wieder verstärkt und verfestigt haben.

Das Chemnitzer Forschungsteam etwa empfiehlt deshalb politischen Entscheidungsträger:innen, »bei Maßnahmen zur Milderung der psychischen Folgen der Pandemie speziell Frauen in den Blick zu nehmen. Der Ausbau von Kinderbetreuungseinrichtungen, eine Arbeitsgestaltung mit mehr Autonomie und egalitäre Ansätze zur Aufteilung der Lasten im Haushalt können solche Modelle sein«[20]. Wobei es etwas kompliziert werden dürfte, der Politik die alleinige Aufgabe zuzuschreiben, die Lasten im Haushalt egalitärer aufzuteilen. Da sind auch die Haushalte an sich gefragt, allen voran: die Männer und Väter. Es erscheint mir nur logisch, dass das körperliche und seelische Wohlbefinden von berufstätigen Frauen generell, aber eben auch im Homeoffice deutlich steigt, wenn sie sich nicht mehr für sämtliche Familien- und Haushaltsangelegenheiten hauptverantwortlich fühlen müssen. Es hängt eben immer alles mit allem zusammen.

Der jüngste Väterreport[21] des Bundesministeriums für Familie, Senioren, Frauen und Jugend legt im Übrigen nahe, dass viele Väter genau das wollen, nämlich »die Familien- und Erwerbsarbeit partnerschaftlich leben, mehr Zeit mit den Kindern verbringen und gemeinsam mit der Mutter für die Kinder verantwortlich sein«.[22] Gleichzeitig arbeitet der Großteil der Väter weiterhin in Vollzeit. Die Begründung: die Rolle als Hauptverdiener und »eigene sowie antizipierte Rollenerwartungen«. Und an der Stelle sind wir dann ebenfalls in einer politischen Dimension. Solange es für Unternehmen nicht normal ist, dass Väter ihr Jobpensum zugunsten der Familienarbeit reduzieren, solange unbezahlte Carearbeit nicht eine größere gesellschaftliche und politische Wertschätzung erfährt, solange bleibt zu viel Last auf den berufstätigen Müttern – was im Übrigen gleichzeitig negative Auswirkungen auf deren Karrierechancen und finanzielle Unabhängigkeit hat.

Der Väterreport sieht jedoch auch einen Lichtblick, und zwar ausgerechnet durch die Pandemie: »Die Veränderungen und neu eingeübten Verhaltensweisen während der Coronapandemie beschleunigen möglicherweise die Entwicklungen zu aktiver Vaterschaft«, heißt es dort. Und weiter: »Durch die Pandemie kam es zeitweise zu einer unfreiwilligen Reduzierung der Erwerbsarbeit von Vätern. Sie haben sich in dieser Phase verstärkt in die Familienarbeit eingebracht. Über flexible Arbeitszeitmodelle, Homeoffice und Arbeitszeitreduzierungen konnte ein Teil der Väter erst mals erproben, wie ein partnerschaftliches Familienmodell im Familienalltag funktioniert. Dabei ist bemerkenswert, dass sich die Unternehmen – nicht zuletzt durch die Erfahrungen der Pandemie – aktiven Vätern gegenüber aufgeschlossen zeigen; sie haben Väter gleichermaßen wie Mütter in der Pandemie durch eine zum Teil innovative Vereinbarkeitspolitik unterstützt.«

Ruft man sich noch einmal die Untersuchungen ins Gedächtnis, deren Ergebnis es war, dass vor allem die Frauen und Mütter unter der Krise gelitten und eine noch größere Erschöpfung davongetragen haben, erscheint mir diese Einschätzung etwas sehr optimistisch. Gleichzeitig möchte auch ich diese Chance erkennen: dass Väter, Politik und Arbeitgeber zumindest zeitweilig gesehen und gespürt haben, dass es da mehr gibt als traditionelle Erwerbs- und Familienmodelle. Dass Väter nicht nur dann wichtig sind, wenn sie dafür sorgen, dass alle in der Familie ein Dach über dem Kopf und Essen auf dem Teller haben, sondern dass es mindestens genauso wichtig ist, da zu sein. Zu Hause, bei den Kindern, bei der Partnerin oder dem Partner.

Letzteres ist sogar umso wichtiger, wenn man bedenkt, dass die Erschöpfung längst nicht ausgestanden ist. Sie wird die junge Elterngeneration und ihre Kinder wohl noch eine ganze Zeit lang begleiten.

FLIEẞENDE GRENZEN: AUF EINMAL HAT DER ARBEITSTAG ACHTZEHN STUNDEN

Was das jetzt mit dem Homeoffice an sich zu tun hat? Eine ganze Menge. Denn das, was ich über meinen (Arbeits-)Alltag mit kleinen Kindern geschrieben habe, trifft in ähnlicher Form auch auf viele Menschen im Homeoffice zu, die keine Kinder haben. Zumindest ist das mein Eindruck nach vielen Gesprächen mit Kolleg:innen, Freund:innen und Bekannten. Auch sie arbeiten häufiger durch, machen viel weniger Pausen als im Büro, sind so gut wie immer erreichbar (was man unter anderem an Mails sieht, die um 23.17 Uhr noch verschickt werden). Sie reagieren auf Arbeitsanfragen an Tagen, an denen sie eigentlich frei hätten, weil sie – vielleicht sogar nur versehentlich – die Teams-App auf dem Handy nicht ausgeschaltet haben, und wo sie schon dabei sind, beantworten sie eben noch schnell eine Mail. Geht ja ganz schnell nebenher und schadet niemandem. Oder? Und man kann am nächsten Morgen, wenn man offiziell wieder arbeitet, gleich loslegen und muss sich nicht mehr mit den Mails aufhalten. Klingt im ersten Moment nach einem Plan, der für Entspannung sorgt. Doch was ist mit der Entspannung am freien Tag? Kann sie überhaupt noch tief wirken, wenn sie ständig kurz unterbrochen wird? Ich glaube, dass diese kleinen Fenster zur Arbeit, die wir durch eine kurze Mail in der Freizeit aufstoßen, auf Dauer mehr Schaden anrichten, als man zunächst annimmt. Denn wie schnell werden aus zwei Mails vier, weil man dann eben doch überprüft, ob die Kollegin geantwortet hat? Ob der Kunde noch eine weitere Nachfrage hat? Es ist wie bei einem schützenden Damm, der einen kleinen Riss bekommen hat: Erst gelangen nur ein paar Tropfen hindurch, dann ein Rinnsal – und irgendwann muss man mit Sandsäcken gegen die Fluten kämpfen.

Die Begriffe Feierabend oder arbeitsfreier Tag scheinen für viele eine neue Bedeutung bekommen zu haben, weil Arbeit nicht mehr zwangsläufig mit der physischen Anwesenheit in einem Büro zusammenhängt; nicht zu arbeiten erfordert einen viel größeren mentalen Aufwand als zuvor, als man den Arbeitsort einfach verlassen konnte. Die Entgrenzung von Arbeit und Freizeit, von Beruf und Privatleben mag Vorteile mit sich bringen, wenn es um mehr Flexibilität geht. Sie macht aber auch eine große Willensleistung nötig. Es ist eben anstrengend, die Sandsäcke an den Damm zu schleppen und sie dort mit aller Kraft festzuhalten.

Gleichzeitig scheint genau diese Entgrenzung ein Mitgrund dafür zu sein, dass Menschen das Gefühl haben, im Homeoffice produktiver zu sein. In einer Studie der Krankenkasse DAK aus dem Frühjahr 2021[23] etwa gaben 56 Prozent der Befragten an, zu Hause mehr zu leisten als im Büro. Das war im Übrigen schon vor der Pandemie so, wie etwa eine Untersuchung aus Stanford aus dem Jahr 2015 zeigt[24]. Demnach schaffen Menschen mehr im Homeoffice, weil sie kürzere Pausen einlegen, weniger häufig wegen Krankheit ausfallen und sich seltener freinehmen. Zudem kommen sie weniger häufig zu spät und lassen sich auch sonst weniger vom Büroalltag ablenken. Und sie arbeiten zu Zeiten, zu denen sie im Büro nicht arbeiten würden.

»Auch wenn sich im Homeoffice (...) häufiger Berufliches und Privates vermischen: Unterm Strich wächst das Vertrauen der Führungskräfte in ihre Mitarbeiter. Besonders die bessere Vereinbarkeit von Familie und Beruf entlastet viele Arbeitnehmer:innen und schafft zusätzliche Motivation für den Job. Das zahlt sich am Ende für die Firmen aus«, sagt Christian Umbs, Manager beim Personaldienstleister Robert Half.[25] Von der besseren Vereinbarkeit profitieren also nicht nur die Arbeitnehmer:innen, sondern ganz erheblich auch die Firmen selbst.

Ich befürchte allerdings, dass viele Menschen einen hohen Preis für diese so häufig hervorgehobene bessere Vereinbarkeit zahlen – weil sie eben mit Entgrenzung einhergeht. Weil Flexibilität eben auch bedeutet, dass das, was man an der einen Stelle weglässt, an anderer Stelle hinzukommt. Unterm Strich muss ja mindestens dieselbe Menge an Arbeit stehen. In Schweden haben etliche Unternehmen aus genau dem Grund schon vor einigen Jahren auf den Sechsstundentag umgestellt. Ihre Erfahrung war, dass die Flexibilisierung des normalen Achtstunden-Arbeitstages die tägliche Arbeitszeit faktisch nur ausweitet. Und man hört vom schwedischen Modell überwiegend Gutes[26]: Demnach seien in den Unternehmen mit Sechsstundentag die Produktivität und die Zufriedenheit der Arbeitenden gestiegen, zudem gebe es deutlich weniger Krankmeldungen (zu diesem Arbeitskonzept aber später noch mehr).

Bis es in Deutschland derlei Einsichten gibt, müssen wir auf andere Mittel zurückgreifen, um uns und unsere Grenzen zu schützen. Die US-amerikanische Therapeutin und Autorin Nedra Glover Tawwab hat ein sehr erfolgreiches Buch darüber geschrieben, das im vergangenen Herbst auch auf Deutsch erschienen ist: »Grenzen machen uns frei«. Darin schreibt sie: »Durchlässige Grenzen (...) führen dazu, dass Sie sich ausgelaugt fühlen, sich verbiegen, deprimiert und ängstlich werden.«[27] Ihrer Auffassung nach sind die allermeisten Formen der Erschöpfung auf instabile oder durchlässige Grenzen zurückzuführen. Auf einen unzureichenden Schutz der persönlichen Kapazitäten und Bedürfnisse. Typische Anzeichen dafür, dass man Grenzen brauche, seien[28]:

- Sie fühlen sich überfordert.
- Sie hegen Groll gegen Menschen, weil sie Sie um Hilfe bitten.
- Sie vermeiden Telefongespräche und Umgang mit Menschen, die Sie um etwas bitten könnten.
- Sie machen Bemerkungen darüber, dass Sie anderen helfen und nichts dafür zurückbekommen.
- Sie fühlen sich ausgebrannt.
- Sie träumen häufig davon, alles hinzuschmeißen und einfach zu verschwinden.
- Sie haben keine Zeit für sich selbst.

Und? Kommt Ihnen davon etwas bekannt vor, seit Sie im Homeoffice arbeiten? Laut Tawwab ist einer der Hauptgründe, warum Menschen sich davor scheuen, Grenzen zu setzen, dass sie Angst davor hätten, »dass jemand böse auf sie wird«.[29] Und mit »böse« meint sie auch: dass jemand – etwa der Chef oder die Kolleg:innen – nicht zufrieden sein könnte mit der Arbeit, die man verrichtet. Oder dass die Kinder, der Partner oder die Partnerin zu Hause das Gefühl bekommen könnten, dass man ihnen nicht die Aufmerksamkeit schenkt, die sie sich wünschen (denn auch vom Privaten ins Berufliche sind die Grenzen im Homeoffice ja durchlässig, was ein nicht unerheblicher Stressfaktor ist; jede:r, der oder die schon einmal eine Videokonferenz mit Kleinkind auf dem Schoß verbracht hat, weiß das).

Grenzen seien »die Basis der Selbstfürsorge – denn Grenzen zu setzen bedeutet, nein zu etwas zu sagen, um ein Ja zum eigenen seelischen, körperlichen und geistigen Wohlbefinden mitzuteilen«, schreibt Tawwab[30]. Wie genau das geht mit dem Grenzenziehen, versuche ich im hinteren, lösungsorientierten Teil des Buches darzulegen.

Denn wenn wir das Homeoffice als eine Form der Arbeit der Zukunft wollen, müssen wir sie langfristig denken. Wir müssen im Blick haben, dass wir auf Dauer festere Grenzen zwischen Arbeit und Leben brauchen.

UND ES HAT ZOOM GEMACHT – ÜBER DIE MACHT DIGITALER KOMMUNIKATION

Digitale Kommunikationsmittel sind toll. Ohne sie, ohne das Internet, ohne Laptops, Smartphones, Tablets wäre das Arbeiten im Homeoffice oder an einem anderen Ort außerhalb des Büros kaum möglich. Sie geben uns die Freiheit, (zumindest theoretisch) von überall auf der Welt zu arbeiten, sie verbinden Menschen, die sich physisch nicht nahe sein können, und das nicht nur während einer Pandemie.

Digitale Kommunikationsmittel sind schrecklich. Denn sie nehmen uns Freiheit, weil wir von überall auf der Welt arbeiten können, so gut wie immer erreichbar sind, uns ohne sie mittlerweile nackt vorkommen. Es ist wie mit allen großartigen Erfindungen, die uns ein neues Maß an

Unabhängigkeit geschenkt haben: Sie haben zwei Seiten. Das Auto kam nicht ohne Unfälle und Umweltverschmutzung, die Antibabypille nicht ohne Nebenwirkungen, und die digitalen Kommunikationsmittel nicht ohne die Gefahr der Dauererreichbarkeit und hohem Suchtpotenzial.

Apple brachte das erste iPhone im Juni 2007 auf den Markt. Es dauerte noch einige Jahre, ehe sich das Smartphone in der Bevölkerung verbreitete, doch im Jahr 2021 hatten 86 Prozent aller deutschen Handynutzer:innen eines. Längst gibt es das Krankheitsbild der Smartphoneabhängigkeit, wobei die Medizin aufgrund der geringen Anzahl wissenschaftlicher Studien noch keinen offiziellen Diagnosecode dafür hat. Doch worin sich die Krankheit äußert, ist klar: einem zwanghaften Drang, ein Smartphone zu bedienen. Eine Begleiterscheinung kann die sogenannte Nomophobie[31] sein, die Angst vor dem Verlust des Zugangs zu Telekommunikationsmedien. Das Wort ist eine Abkürzung des englischen Begriffs »No-Mobile-Phone-Phobia«, also der Angst davor, ohne Handy und damit unerreichbar für soziale und geschäftliche Kontakte zu sein. Ein leerer Handyakku ist für Menschen, die unter Nomophobie leiden, schlimmer als ein leerer Kühlschrank. Kennen Sie?

Man geht davon aus, dass mittlerweile Millionen von Menschen Nomophobiker:innen sind, vor allem Jüngere sind stark betroffen. Aus psychologischer Sicht handelt es sich bei Nomophobie um eine Verlustangst, und es ist nicht verwunderlich, dass dieses Gefühl während der vergangenen zwei Jahre zugenommen hat, als das Smartphone oft unser einziges Fenster zur Außenwelt war, durch das wir

Familie, Freund:innen, Bekannte oder Kolleg:innen sehen, hören und lesen, ihnen nah sein konnten.

Ich habe auf meinem Smartphone neben den üblichen Kommunikations-Apps wie Whatsapp oder Signal auch zwei Programme installiert, die vor allem im beruflichen Kontext genutzt werden. Über sie laufen im Homeoffice-Arbeitsalltag schnelle Absprachen, viel Organisatorisches, aber auch der Smalltalk, der sonst in der Kaffeeküche, der Kantine oder mal eben über dem Bildschirmrand stattfindet. Im Homeoffice schaffen diese Medien eine Art virtuelles Büro, einen Ort, der offen ist für offizielle und informelle Kommunikation – und das macht sie meiner Erfahrung nach besser, aber auch komplizierter als beispielsweise E-Mails. Diese kann man in den meisten Fällen lesen, wann man möchte, und auch mit einer Antwort kann man sich oft etwas Zeit lassen (wenngleich sich auch das in den vergangenen Jahren verändert hat). Da Arbeitschat-Programme wie Teams oder Slack aber das physische Büro ersetzen sollen, wird in der Regel eine ganz andere Präsenz und Teilhabe erwartet. Im Büro kann man ja auch einfach am Arbeitsplatz der Kolleg:innen vorbeigehen, wenn man etwas von ihnen möchte, und bekommt dann, sofern sie dort sind, eine unmittelbare Reaktion. Wenn sie nicht da ist, dann probiert man es eben später noch einmal. Es gibt also körperlich wahrnehmbare Grenzen – und das ist der große Unterschied zu den digitalen Kommunikationswegen.

Ob jemand da ist oder nicht, erfahren die Kolleg:innen nur anhand virtueller Signale, also: Hat er seinen Status auf »anwesend« gesetzt? Hat sie sich mit einem »Guten Morgen!«

angemeldet, als sie mit der Arbeit begann? Reagiert er zügig auf allgemeine Fragen im Teamchannel? Meldet sie sich zu ihrer Mittagspause ab? Im gemeinsamen Büroalltag sind all diese Abläufe deutlich sichtbar für alle. Im Homeoffice-Alltag gibt es nur Anhaltspunkte dafür, keine handfesten Beweise, denn theoretisch könnte jede:r mit der Teams-App auf dem Smartphone noch beim Bäcker anstehen, während die Person den Arbeitstag »offiziell« beginnt.

Schon nach dieser kurzen Ausführung wird klar, dass digitale Kommunikationsmittel – so wie das Homeoffice an sich – nicht ohne gegenseitiges Vertrauen funktionieren, dazu aber später noch ausführlichere Gedanken. Ich habe das an dieser Stelle bereits erwähnt, weil dieses dringend benötigte Vertrauen sehr häufig einhergeht mit einem gegenteiligen Gefühl: schlechtem Gewissen und Unsicherheit. Denn jeder Mensch, der weiß, wie man so ein Telekommunikationsmedium bedient, weiß auch, dass man es theoretisch in vielen Momenten zu den eigenen Gunsten ausnutzen könnte. Wenn man morgens einfach nicht aus dem Bett kommt etwa, oder wenn draußen die Sonne so schön scheint, dass man lieber eine Runde an den See geht, als sich jetzt sofort mit diesem einen Projekt zu beschäftigen und das lieber auf den späten Abend verschiebt, Abgabe ist ja erst morgen.

Alle wissen das. Und ich wage zu behaupten, dass viele genau deshalb nicht davon Gebrauch machen. Dass sich eine Art vorauseilenden schlechten Gewissens breit gemacht hat in den Köpfen vieler, denn es *könnte* ja jemand glauben, dass man seiner Arbeit nicht so nachgeht, wie es die anderen erwarten. Gleichzeitig möchte man allen und sich selbst (Stichwort Selbstwirksamkeit) beweisen, dass man es schafft, sich im Homeoffice gut zu organisieren und alle Aufgaben zur Zufriedenheit sämtlicher Beteiligter zu erledigen.

Die kaum vorhandene Kontrollmöglichkeit im Homeoffice verunsichert viele Menschen, und eine Form der Kompensation kann dann eine übermäßige Selbstkontrolle sein. Oder, noch fataler, eine übermäßige Härte gegenüber der eigenen Arbeitshaltung, die sich dann darin äußert, dass man sich kaum noch Pausen zugesteht.

In unserem Team zeigte sich dieses Phänomen des vorauseilenden schlechten Gewissens nach einiger Zeit im Homeoffice darin, dass die meisten von uns sich in unserem Teamchat nur noch abmeldeten mit Sätzen wie: »Ich mache *ganz kurz* Pause.«, »Ich drehe *nur eine kleine Runde* um den Block.«, »Ich bin *schnell* was einkaufen.«, »Ich muss mich *kurz* um die Kinder kümmern, bin später aber auf jeden Fall noch mal am Rechner.« Als wäre es falsch, auch im Homeoffice eine richtige Pause einzulegen. Als dürfe man nicht auch daheim den Bildschirm in der Mittagspause einfach mal ausschalten – so wie man das im Büro ja auch macht. Da wundert sich niemand darüber, wenn man nach 47 Minuten noch nicht wieder am Platz sitzt, weil draußen die Sonne so schön scheint, noch nicht alles bequatscht ist, was bequatscht werden muss. Oder wenn jemand mal ein paar Stunden nicht am Platz sitzt, die Person wird schon was Wichtiges zu tun haben. Keine weiteren Fragen.

Im Homeoffice aber stellt man sich selbst ständig solche Fragen: Denken die anderen, ich mache dauernd Pause? Denken sie vielleicht, dass ich einkaufen gegangen bin, wenn ich mal länger nicht reagiere? Denken sie, dass ich längst aufgehört habe zu arbeiten, aber das grüne Lämpchen im Chat weiterleuchten lasse, um so zu tun, als säße ich noch am Schreibtisch?

Die Freiheit, die uns die digitale Kommunikation in der Arbeitswelt ermöglicht, ist in Wahrheit eine ziemlich unfreie. Zumindest, wenn man für sich selbst nicht ein paar Regeln definiert. Denn auch wenn das Arbeitsteam klare Regeln aufgestellt hat, wozu Expert:innen dringlichst raten, liegt es an einem selbst, diese Regeln für sich tatsächlich umzusetzen. Etwa: An- und Abmelden, wenn man wirklich da ist oder eben nicht, Pausen und den Feierabend auch als solche begreifen, und nicht beim Mittagsspaziergang oder Abendessen auf dem Smartphone nahtlos weitermachen.

Darin liegt ja eine der größten Herausforderungen im Remote-Arbeiten: nicht immer weiterzumachen. Den Absprung zu finden, und zwar jeden Tag. Es ist so einfach, die Dinge, die liegengeblieben sind, später am Tag noch zu erledigen, wenn die Kinder schlafen oder wenn die Netflix-Serie so langweilig ist, dass man nebenher auf dem Smartphone noch ein paar Mails beantworten kann. Smartphones haben schon vor der vermehrten Homeoffice-Arbeit erheblich zur Entgrenzung von Arbeit und Freizeit beigetragen, da es sehr viel weniger Aufwand bedeutet, mal eben auf die Kachel der Mail-App zu drücken, als vom Sofa aufzustehen und den Computer hochzufahren. Trotzdem war es einfacher, Dinge, die liegen geblieben waren, bis zum nächsten Tag liegen bleiben zu lassen, in der Regel hatte niemand ein Problem damit. Im Homeoffice aber muss der Arbeitstag gefühlt nie enden, oft stückelt er sich zusammen, weil man auch beim Zähneputzen oder beim Anschaukeln auf dem Spielplatz noch Mikroarbeiten verrichten kann. Und unterm Strich steht dann deutlich mehr Arbeitszeit auf dem Papier, nur dass sie halt niemand aufschreibt – und sie womöglich nicht einmal bezahlt wird.

Spätestens das ist der Punkt, an dem diese neue Form der Arbeit unsere Art zu leben entscheidend verändert, und zwar nicht nur zum Guten. Ein Großteil der Befragten in der DAK-Studie beklagt die zunehmende Vermischung von Beruflichem und Privatem, 80 Prozent befürchten eine Zunahme der Arbeitsbelastung, weil sie permanent erreichbar und von Informationen überflutet sind. Denn je größer das ständige Grundrauschen an digitaler Kommunikation, desto schwieriger ist es, wirklich wichtige Informationen herauszufiltern. Wer schon mal einen Teamchat nach dem einzigen wirklich relevanten Hinweis, den man braucht, durchsucht hat, weiß, was ich meine. Oder dieses unruhige Gefühl, wenn man beim Abendessen sieht, dass auf dem Smartphone-Display eine Slack-Nachricht von einer Kollegin aufgetaucht ist, die noch arbeitet – muss man, soll man nicht doch schnell noch gucken, was sie will? Vielleicht braucht sie einen? Nicht, dass man was Wichtiges verpasst! Nomophobie, dein Auftritt.

»Für Menschen, bei denen die Grenze zwischen Arbeit und Freizeit verschwommen ist, weil sie sich schlechter abgrenzen und strukturieren können, für die ist das Arbeiten im Homeoffice eher keine so gute Erfahrung«, sagt der Arbeitspsychologe Hannes Zacher. Über weite Strecken der Pandemie kam erschwerend hinzu, dass es wenig Ablenkung gab, wenige Alternativen zur Arbeit. Wenn man zu den Glücklichen zählte, die ihren Job nicht verloren hatten, dann konnte dieser einem Halt und Struktur geben, eine sinnvolle Aufgabe und Beschäftigung. Meine junge Kollegin sagte in dieser Zeit irgendwann scherzhaft, die Arbeit sei gerade so etwas wie ihre Beziehung: Sie liebe sie, sie hasse sie, sie sei manchmal genervt von ihr, aber doch sehr froh, dass sie sie habe.

EIN HERZCHEN FÜR DIE KOLLEGEN: WIE SICH DER DIGITALE UMGANGSTON VERÄNDERT HAT

Ein damit zusammenhängender Nebeneffekt ist eine beobachtbare Veränderung der dienstlichen Kommunikation: Dadurch, dass beispielsweise Microsoft Teams – ähnlich wie Instagram oder Facebook – anbietet, auf Chatnachrichten mit Emojis wie »Daumen hoch« oder einem kleinen Herzchen zu reagieren, ist der Ton im digitalen beruflichen Kontext vielerorts informeller geworden, fast freundschaftlich. Habe ich früher maximal meinem Liebsten, meinen

Freund:innen und meiner Familie ein Herzchen aufs Handy geschickt, antworte ich heute auf eine völlig unemotionale Frage eines Kollegen nach der besseren Bebilderung einer Geschichte mit einem Herz. Fast-fremde Menschen, die womöglich noch nicht einmal wissen, wann ihr virtuelles Gegenüber Geburtstag hat, kommunizieren miteinander mit dem Symbol, das eigentlich für Liebe und Zuneigung steht. Klar: So lässt sich Nähe trotz Distanz herstellen, gerade in Zeiten, in denen es an echter physischer Nähe fehlt. Man geht auf diese Weise ja sogar über die emotionale Nähe hinaus, die sich in einem realen Treffen unter Kolleg:innen entwickeln kann, denn dort werden eher keine Herzchen verteilt. Gleichzeitig frage ich mich: Verschwimmt auch hier nicht etwas, das eigentlich an zwei verschiedenen Orten stattfinden sollte? Natürlich ist es schön, wenn man die Kolleg:innen schätzt und das auch ab und an zum Ausdruck bringt. Aber sollte nicht zumindest das Herz reserviert sein für Privates?

Ein gutes halbes Jahr vor Beginn der Pandemie machte eine Meldung die Runde, dass Instagram die nach außen sichtbare Herzchen-Funktion abschaffen wollte, mit der man Fotos markieren kann. Als Gründe wurden die große Sucht- und Frustgefahr genannt, die von den kleinen Zeichen (oder ihrer Abwesenheit) ausgehen können.

Drei Jahre später gibt es die Herzchen auf Instagram noch immer, und sie haben viel Zuwachs bekommen in all den anderen digitalen Kommunikationsprogrammen, die durch die Pandemie noch erfolgreicher geworden sind, als sie es ohnehin schon waren. Microsoft, Google, Apple: Sie alle gehören zu den Gewinnern der beschleunigten Digitalisierung[32] in den vergangenen zwei Jahren. Und sie tun viel dafür, dass man sie kaum noch entbehren kann und möchte – weder aus professioneller noch aus psychologischer Sicht. Ist doch schön, wenn man im Berufsalltag ab und an ein Herzchen bekommt, oder? Und die Softwareanbieter freuen sich ebenfalls, weil man Teams & Co. noch schlechter abschalten kann, sobald sie einem ein Gefühl von Zuneigung und Wärme vermitteln.

Die Pandemie hat gemeinsam mit den digitalen Möglichkeiten dafür gesorgt, dass wir die Arbeit zu uns nach Hause gelassen haben, an den Esstisch, auf unser Sofa, in unser Bett, und sogar in unsere Herzen, dorthin, wo unser Bedürfnis nach Nähe, Aufmerksamkeit und Bestätigung sitzt. Das war für eine bestimmte Zeit okay, wenn es uns das Gefühl gab, nicht allein und nicht verloren zu sein. Gesehen zu werden! Gebraucht zu werden! Was tun zu können! Gemocht zu werden! Aber langfristig ist es wichtig, dass wir lernen, uns wieder zu lösen. Uns unabhängig zu machen. Damit wir ohne schlechtes Gewissen und ganz klar und ohne Zwinkersmiley schreiben können: »Ich bin abwesend und vorübergehend nicht zu erreichen.«

DIE GROẞE ERSCHÖPFUNG: BIS NICHTS MEHR GEHT – UND WEITER

Kennen Sie Finn Age Hänsel? Hänsel ist deutscher »Gründer des Jahres 2021« und Mitbegründer des Berliner Pharma- und Lifescience-Unternehmens Sanity Group, das sich auf Cannabis-Produkte spezialisiert hat. Dass ausgerechnet jetzt ein Unternehmer ausgezeichnet wird, dessen Geschäftsmodell auf einem Produkt fußt, das viele Menschen erst einmal verwundert die Augenbrauen heben lässt, ist kein Zufall. Bei Hänsels Produkten handelt es sich nicht um Cannabis-Produkte mit THC, die fallen noch unter das Betäubungsmittelgesetz (Stand: Frühjahr 2022). Der Stoff, um den es geht, nennt sich CBD[33]. Das ist die Abkürzung für Cannabidiol, ein Molekül, das aus der weiblichen Hanfpflanze stammt und gegen Angst, Schmerzen,

Schlafstörungen und Nervosität helfen soll. Und zwar, das ist das große Versprechen, ohne dabei zu berauschen, zu verkatern oder abhängig zu machen. CBD fehlt im Gegensatz zu Tetrahydrocannabinol die psychoaktive Wirkung, weshalb man es legal in Apotheken, Drogerien, speziellen Shops oder im Internet kaufen kann.

Es ist nicht überraschend, dass der Umsatz mit CBD, zum Beispiel in Form von Kapseln oder Ölen, seit der Pandemie stark zugenommen hat. Der CBD-Hersteller Vaay, der zu Hänsels Sanity Group gehört und eine Produktpalette vertreibt, die neben CBD-Ölen auch Badekugeln oder eine Creme gegen Periodenschmerzen beinhaltet, verzeichnete seit dem Frühjahr 2020 ein zweistelliges Prozent-Wachstum – pro Monat. Die Auszeichnung zum »Gründer des Jahres« war also eine logische Folge, wenn man so will; stärker gewachsen dürften zuletzt nur die Logistik-, Telekommunikations- und Pharmabranche sein.

Noch ein paar aktuelle Zahlen, um die Dimension des CBD-Booms zu verdeutlichen: Weltweit lag der Umsatz mit legalen Cannabisprodukten im Jahr 2020 bei etwa 21,3 Milliarden US-Dollar, im Vorjahr waren es noch 14,4 Milliarden. Das ist ein Anstieg von 48 Prozent[34]. Das US-amerikanische Analyseunternehmen BDS Analytics prognostiziert, dass der globale CBD-Umsatz bis 2026 auf 55,9 Milliarden US-Dollar ansteigen wird. In Deutschland liegt die angenommene jährliche Wachstumsrate bei 36 Prozent.

ZU KAPUTT ZUM SCHLAFEN: WENN MAN AUS EIGENER KRAFT NICHT MEHR ZUR RUHE KOMMT

Ich bin der Meinung, dass das zwar mit einem gewissen Lifestyle, aber auch viel mit der Entwicklung unserer Arbeitswelt zu tun hat. Denn neben den Menschen mit psychischen Erkrankungen oder anderen körperlichen Problemen, mit (Existenz-)Ängsten, Nervosität oder Schmerzen, denen CBD zu helfen scheint (was eine sehr gute Nachricht ist, denn im besten Fall können sie so auf andere Arzneistoffe verzichten), gibt es offenbar eine steigende Zahl von Menschen, die es nicht mehr schaffen, ohne fremde Hilfe runterzukommen von ihrem Stress und der Hektik des Lebens[35].

Gut ablesen lässt sich das übrigens auch an den Regalen mit schlaffördernden und beruhigenden Nahrungsergänzungsmitteln in den Drogerien und Apotheken, die immer länger werden: Baldriandragees, Melatoninkapseln, Lavendelöl, um nur ein paar der Mittel zu nennen – die Nachfrage an Beruhigungshelfern sei riesig, sagt meine Apothekerin in München, »die Leute finden einfach keine Ruhe und keinen Schlaf mehr«. Neben den Sorgen und der Unsicherheit, die die Pandemie an sich für viele Menschen mit sich brachte, dürfte ein Grund dafür bei vielen die veränderte Lebens- und Arbeitssituation sein.

Denn während sich das Leben außerhalb der eigenen vier Wände in den vergangenen zwei Jahren bis zum zwischenzeitlichen Stillstand verlangsamt hat, hat es innerhalb dieser vier Wände bei vielen rasant an Tempo gewonnen. Schuld daran ist neben der psychischen Belastung durch die Pandemie an sich vor allem die Entgrenzung von Arbeit und Privatem, meint auch der Arbeitspsychologe Helmut Schröder. Schröder ist Soziologe, stellvertretender Geschäftsführer des Wissenschaftlichen Instituts der AOK und dort unter anderem für Betriebliche Gesundheitsförderung zuständig. Er sagt: »Wir sehen, dass Erschöpfungszustände und emotionale Irritationen wie Wut, Verärgerung, Schlafstörungen, Lustlosigkeit bei Beschäftigten, die im Homeoffice arbeiten, deutlich größer sind als bei Beschäftigten, die nicht im Homeoffice arbeiten. Offensichtlich scheint die Berufsausübung im heimischen Umfeld, inklusive möglicher Doppelbelastungen durch Kinderbetreuung, als stark belastend bewertet zu werden. Diese Wahrnehmung ist deutlich ausgeprägter als bei Menschen, die klassischerweise eine Trennung zwischen heimischem Umfeld und Bürotätigkeit haben.«

Es ging und geht natürlich nicht allen Menschen so, Umfragen und Studien zeigen, dass es Arbeitnehmer:innen gibt, deren Stresslevel im Homeoffice geringer ist, weil andere Faktoren wegfallen, der Arbeitsweg etwa, ständige Störungen, ein gesundheitsschädliches Raumklima oder soziale Begegnungen mit Kolleg:innen, die als unangenehm empfunden werden. Grundsätzlich sind Expert:innen sich aber einig, dass die Entgrenzung, die durch das Homeoffice stattfindet, eher zu mehr Stress führt. Der Stressforscher Michael Kastner etwa sagte dazu in einem Interview mit dem Radiosender BR2[36]: »Früher hatten wir die Arbeitsbereiche Privates und zu Hause voneinander abgegrenzt. Ich hatte zum Beispiel feste Arbeitszeiten von 8 bis 17 Uhr, dann ging ich nach Hause und (...) habe mich nicht mehr um den Job gekümmert. Im Homeoffice geht das alles durcheinander. Man hat zwar die höhere Flexibilität, aber es entsteht ein stärkerer Wechsel zwischen Privatem und Arbeit. Und es scheint auch durchgängig ein Befund zu sein, dass die Leute ein schlechtes Gewissen haben: Ich habe mich jetzt heute so und so oft ablenken lassen, dann kann ich nicht mehr abends in Ruhe noch fernsehen, sondern setze mich dann doch noch mal dran.«

Anfälliger für dieses schlechte Gewissen und das Durch- bzw. Dauerarbeiten sind vor allem die Menschen, die ihren Job ohnehin schon mit viel Motivation und Willenskraft angehen. Diejenigen, die bereit sind, sich auszupowern für den Beruf, weil sie einen ehrgeizigen Karriere- und Lebensplan verfolgen. Meist sind das jüngere Menschen zwischen 25 und 45, darunter auch viele junge Eltern in der »Rush Hour« des Lebens, also in der Phase, in der sie die Grundpfeiler ihres beruflichen Erfolgs legen sollen, eine Familie gründen, sich irgendwo niederlassen. Da braucht es noch nicht einmal eine Pandemie und Homeoffice-Dauerbeschallung, um an den Rand der eigenen Belastbarkeit zu geraten.

Ich weiß sehr gut, wie sich dieser Randbereich anfühlt, ich habe ihn nie deutlicher als während der Corona-Lockdowns gespürt, als ich unter Pandemiebedingungen versucht habe, gleichzeitig dem Job im Homeoffice, in den ich gerade erst zurückgekehrt war, den beiden Kindern, meinem Partner und mir selbst, die ja auch noch Ansprüche an sich selbst hatte (Mach mal wieder Sport! Koch mal was Gesünderes! Ruf endlich mal wieder deine Freundin Dani an!), gerecht zu werden. In normalen Zeiten hätte ich meine Batterien mit Yoga und Wellness wieder aufgefüllt (wie das schon klingt, als sei ich eine Maschine, die man einfach an ein Stromkabel hängen muss, wenn sie nicht mehr tut, wie sie soll). Ich hätte sogenannte »Selfcare« betrieben, um mich wieder auszubalancieren, was nichts anderes heißt als: wieder maximal leistungsfähig zu werden. Da all das aber in den vergangenen zwei Jahren oft nur mit Einschränkungen möglich war, bestellte ich mir irgendwann mitten in der Nacht ein Fläschchen CBD. Ich war wieder zu erschöpft zum Schlafen gewesen und hatte am Tag zuvor in der Stadt mehrere riesige Plakate mit CBD-Werbung gesehen, auf denen die Firma von Finn Age Hänsel die Wirkung ihrer Produkte »Einhorn-Küsse« und »Meeresrauschen« auf der Zunge verglich.

Ich dachte: immer noch besser als Alkohol oder Schlaftabletten, die zwar auch beide legal sind, aber eben stark abhängig machen können. Gleichzeitig fragte ich mich: Was hat mich so weit gebracht, dass ich zu solch einem Mittel greife, um wieder besser entspannen und schlafen zu können? War es die Angst vor und der Frust über die Pandemie? Fühlte ich mich der Anstrengung, die zwei kleine Kinder mit sich brachten, nicht gewachsen? Oder nahm ich mir schlicht zu wenig Ruhepausen? Jein, jein und ja. Weil ich mir zu dem tatsächlichen, echten Stress zusätzlich künstlichen Stress auferlegte, der eigentlich vermeidbar wäre: das dringende Bedürfnis, etwas zu beweisen im Job, und mir gleichzeitig nicht zuzugestehen, auch mal durchhängen zu dürfen.

WIE SELBSTOPTIMIERUNG UND SELBSTAUSBEUTUNG SICH DIE HAND GEBEN

Und der Durchlauferhitzer Pandemie hat diesen ohnehin vorhandenen Stress auf etlichen Ebenen zusätzlich angefeuert. Haben viele Menschen sich schon vorher kaum mehr Pausen zugestanden, rödeln sie jetzt erst recht. Vor allem in den Lockdowns gab mir das ständige Tun und Machen, das siebte E-Mail-Checken um 21:37, diese Daueralarmbereitschaft das Gefühl, dass ich noch am Leben bin. Dass noch etwas passiert in meinem Leben. Wie ein Ironman-Sportler, der sich erst dann richtig spürt, wenn alles wehtut und er eigentlich nicht mehr gehen kann.

Erschöpfung als krasser Beweis der eigenen Existenz und Relevanz. Irgendwie traurig, oder?

Noch trauriger: Von genau diesem selbstausbeuterischen Kreislauf zehrt ein stark wachsender Wirtschaftszweig, die sogenannte Wellbeing-Branche, die es zu ihrem Geschäftsmodell auserkoren hat, angestrengten Menschen wieder zu ganzheitlichem Wohlbefinden zu verhelfen. Die Cannabis-Produkte sind dafür nur ein kleines Beispiel, wer mehr Anschauungsmaterial sucht, braucht auf Instagram nur den Hashtag #achtsamkeit einzugeben und in die pastellfarbene Welt des Wohlergehens einzutauchen.

Statt das Hamsterrad einfach mal anzuhalten, treiben wir es lieber weiter an, indem wir im Selbstoptimierungseifer zu den konsumistischen Lösungen greifen, die diese Branche uns teuer verkauft: Nahrungsergänzungsmittel, Kosmetikprodukte, Yogakurse, Onlinecoachings, Wellnessreisen – alles, um »den Akku wieder aufzuladen«. Davon profitieren die Firmen und Unternehmen, die mit der Bekämpfung unserer Erschöpfung und Unausgeglichenheit Geld verdienen. Es profitieren die Arbeitgeber, die sich über fittere und produktivere Mitarbeiter:innen freuen können. Aber profitieren auch wir selbst davon?

Im Grunde betreiben wir damit doch nichts als Akutbehandlung, gehen die Ursache aber nicht an ihrer Wurzel an. So, wie viele Menschen bei Rückenschmerzen erst mal zu Tabletten greifen, anstatt an ihrer Haltung zu arbeiten und sich mehr zu bewegen.

Das, was uns gegen die Erschöpfung wirklich hilft, kann man nicht in einer Apotheke oder einem Onlineshop kaufen. Theoretisch können wir es uns einfach nehmen, weil es jeder und jedem von uns zusteht: Ruhepausen und arbeitsfreie Zeit. Dafür müssen wir allerdings einsehen, dass es völlig okay ist, auch mal erschöpft und müde zu sein, und dass uns das nicht zu schlechteren Arbeitnehmer:innen oder gar Menschen macht. Im Gegenteil: Wenn wir verstehen, dass produktive Arbeit eben Energie kostet, und es deshalb nur logisch ist, richtige Pausen zu machen, statt immer weiter zu hetzen, sich künstlich hoch- und dann künstlich wieder runterzufahren, dann sollte sich unsere Einstellung zur Arbeit zwangsläufig verändern. Und davon profitieren am Ende alle, vor allem aber wir selbst.

VON KINDERN UND LASTWAGENFAHRERN LERNEN: WER NIEMALS PAUSE MACHT, LEBT GEFÄHRLICH

Wer wissen will, was nicht ganz rund läuft im Leben, der oder dem empfehle ich, Zeit mit kleinen Kindern zu verbringen. Sie schaffen es verlässlich, einen auf Schieflagen aufmerksam zu machen, weil sie einfach fragen. Als wir vergangenes Jahr auf dem Weg in den Urlaub waren, fuhren wir zum Pipimachen an einem Autobahnrasthof raus. Während wir Erwachsenen möglichst schnell wieder loskommen wollten, schaute sich unsere dreijährige Tochter sehr interessiert um und wollte dann wissen, warum so viele Lastwägen auf dem Parkplatz stünden. Ich erklärte ihr, dass die Lastwagenfahrer:innen immer nur eine bestimmte Zeit lang fahren dürften und dann eine Pause machen müssten, sonst würden sie und ihre Vorgesetzten Ärger bekommen. »Warum?«, fragte das Kind. »Weil man irgendwann müde wird, wenn man so lange auf der Autobahn fährt, und dann wird es gefährlich für alle, für die Lastwagenfahrer und für alle anderen«, antwortete ich. »Warum gefährlich?« – »Weil man Fehler machen kann, wenn man müde ist, und dann kann ein Unfall passieren.«

Meine Tochter war zufrieden mit dieser Erklärung, aber mich beschäftigte ein Gedanke weiter, als wir wieder im Auto saßen: Warum ist es für mich selbstverständlich, dass Lastwagenfahrer, Pilotinnen oder Chirurgen feste Pausen einhalten während ihrer Arbeitszeit, warum verlasse ich mich sogar darauf, dass sie es tun – während ich mir selbst so oft keine Erholungszeit nehme?

Es fühlt sich zwar nicht gut an, wenn ich vor Müdigkeit einen Fehler im Job mache, Menschenleben gefährde ich damit aber keine. Vielleicht freut sich jemand darüber, wenn er einen Text von mir liest, vielleicht hilft er ihm oder ihr sogar in irgendeiner Weise. Aber wenn ich sämtliche Eitelkeit beiseitelasse, ist es meist völlig egal, ob ein Text heute oder übermorgen erscheint. Oder ob es ihn überhaupt gibt. Ich habe das Gefühl, dass auch darin ein Grund für diese Unbarmherzigkeit gegen sich selbst liegen könnte. Viele der Menschen, die wie ich primär mit dem Kopf arbeiten (und die deshalb ja überhaupt nur die Möglichkeit haben, ihre Arbeit aus dem Homeoffice zu verrichten), kommen früher oder später an den Punkt, an dem sie denken: Ergibt das, was ich tue, irgendeinen Sinn? Braucht die Menschheit das wirklich? Ich möchte ganz und gar nicht über Berufe urteilen, sie nach Wichtigkeit oder Systemrelevanz bewerten. Und ich weiß, dass eine Gesellschaft auch die Kopf-Berufe braucht, um zu funktionieren. Meiner Erfahrung nach befällt die Sinnfrage viele Kopfarbeitsmenschen trotzdem früher oder später. Nicht umsonst ist in den vergangenen zehn, 15 Jahren die Nachfrage nach Yoga- und Coaching-Ausbildungen explodiert: Menschen wollen gebraucht werden, etwas Sinnstiftendes tun, und was kann es Sinnstiftenderes geben, als einer anderen Person dabei zu helfen, sich selbst oder den Weg in ein erfüllteres Leben zu finden?

Das mag weit ausgeholt sein, wenn es darum gehen soll, warum Pausen so wichtig sind. Aber ich denke, dass beides eng zusammenhängt: das, was wir arbeiten, und wie wir diese Arbeit begreifen und ausführen. Denn eine Möglichkeit, um der Frage nach dem Sinn des eigenen Jobs zu entgehen, ist eben, so viel zu schuften, dass sich diese Frage gar nicht mehr stellt. Die Arbeitsleistung wird dann zum Sinn an sich, Erschöpfung und Stress zur Rechtfertigung vor sich selbst. Wer Stress hat, macht gute und wichtige Arbeit und ist damit selbst wichtig – das ist einer der fatalen Glaubenssätze der modernen Arbeitswelt. Für viele Menschen dürfte er im Homeoffice-Vakuum noch mal zusätzlich an Bedeutung gewonnen haben.

Gleichzeitig haben wir Kopfarbeiter:innen oft das Gefühl, nicht unbedingt die Art von Job auszuüben, die Pausen zwingend erforderlich macht. Wir sitzen ja eh die meiste Zeit nur vor dem Bildschirm, ohne größere körperliche Belastung. Was für ein Irrglaube! Tatsächlich geht es bei jeder

Form von Arbeit darum, Leben zu schützen – nämlich mindestens das eigene. Jede:r ist sein oder ihr eigener Auftraggeber, wenn es um einen der wichtigsten Jobs überhaupt geht: dafür zu sorgen, dass man gesund bleibt. Nicht, um möglichst lange möglichst produktiv arbeiten zu können. Sondern um lange und gut und zufrieden zu leben.

Die Autorin und Aktivistin Svenja Gräfen schreibt dazu in ihrem Buch »Radikale Selbstfürsorge« sehr treffend: »Die fiese Kombination aus (...) Hustle-Kultur, dem durch regelmäßige Kontoabbuchungen verursachten Druck und dem ableistischen Konzept, nach dem Menschen nur bei ›angemessenem‹ Produktivitätslevel ›vollwertige‹ Mitglieder der Gesellschaft sind, sorgt mitunter dafür, dass wir viel zu oft Signale unseres Körpers wie zum Beispiel Krankheiten und Schmerzen tolerieren oder ignorieren. Uns nicht erlauben auszuruhen und uns um uns selbst zu kümmern, weil uns eingetrichtert wurde, dass wir stark sein müssen, weil wir uns schließlich sogar selbst einreden, das gar nicht nötig zu haben – oftmals, bis es halt nicht mehr anders geht und eine Pause unvermeidbar wird. Wie absurd das ist: Wir gehen auch bei absoluter Überarbeitung, bei Schnupfen, Bandscheibenvorfall und Panikattacken davon aus, keine Pause verdient zu haben. (...) Als müssten wir uns Pausen erst verdienen, als wären sie eine Belohnung! Tatsächlich sind sie nicht einmal ein Ausgleich zur Arbeit – sondern die Voraussetzung dafür, überhaupt arbeiten zu können.«[37]

Gräfen begreift Pausen also als eine Art Selbstermächtigungs-Werkzeug, als unverzichtbar, um für die Dinge, die einem wichtig sind, in denen man etwas leisten und bewegen will, erst die nötige Energie zu haben. Und genau das ist der große Widerspruch, den wir zunächst verstehen und dann auflösen müssen: Dass die neoliberale Überzeugung, nach der man umso erfolgreicher ist, je härter und pausenloser man arbeitet, auf die allermeisten Menschen nicht zutrifft, sondern das Gegenteil bewirkt. Nämlich, dass die Menschen nach einer bestimmten Zeit erschöpft sind und damit in Wahrheit schlechter oder irgendwann gar nicht mehr arbeiten können.

Studien wie diese aus Großbritannien[38] belegen, dass die allermeisten Menschen an einem Achtstunden-Tag effektiv nur zwei Stunden und 53 Minuten arbeiten können. Es ist also gar nicht möglich, sich über acht Stunden durchgehend zu konzentrieren. Warum also nicht zumindest einen Bruchteil der Zeit, in der es ohnehin an der nötigen Konzentration mangelt, dafür nutzen, um Kraft für die wirklich produktiven Phasen zu sammeln? Stattdessen ignorieren viele Menschen sämtliche Müdigkeitsanzeichen oder haben sogar ein schlechtes Gewissen, wenn sie sich ausruhen. Das Ergebnis: Jede:r Zweite in Deutschland hat Umfragen zufolge Angst, auszubrennen[39].

Am Institut des Leipziger Arbeitspsychologen Hannes Zacher wird auch die sogenannte elektronisch unterstützte Zusatzarbeit am Feierabend untersucht, also das Phänomen, über das ich weiter vorne schon geschrieben habe: Der Arbeitstag ist längst rum, die Kinder schlafen, der Abwasch ist gemacht – und anstatt sich gemütlich aufs Sofa zu lümmeln oder mit einem Buch ins Bett zu legen, klappt man den Laptop noch mal auf, schreibt zwei, drei Mails, bastelt ein bisschen an einem Text oder einer Präsentation rum, recherchiert vielleicht noch zu einer offenen Frage. Das fühlt sich oft gar nicht stressig an, womöglich sogar entspannend, weil einen niemand stört und man das Gefühl bekommt, so den nächsten Tag schon unter Kontrolle zu bringen. Doch dieses Gefühl ist trügerisch: »Unsere Studien zeigen, dass sich dieses späte Arbeiten am Laptop oder Smartphone auf die Schlafqualität auswirkt und damit auch auf die Vitalität am nächsten Tag. Der Grund dafür sind sogenannte Übertragungs- und Akkumulationseffekte. Das Hirn arbeitet also im Schlaf weiter, obwohl es eigentlich abschalten und sich erholen sollte. Und das wiederum kann über die Zeit seine Leistungsfähigkeit schmälern«, sagt Zacher.

Wir ahnen das, weil wir schlecht schlafen und gerädert aufwachen. Trotzdem machen wir weiter. Immer weiter, wir haben ja keine Zeit! Kaufen Kaffeetassen mit buddhistischen Weisheiten wie »Wenn du in Eile bist, dann gehe langsam«, wissen natürlich auch, was das bedeutet – doch beziehen es dann doch nicht auf uns selbst und unser Verhalten. Dabei stimmt sie, diese Weisheit, so banal sie erscheint: »Pausen sollte man immer dann machen, wenn man keine Zeit dafür hat. Das klingt verrückt, enthält aber eine tiefe Wahrheit«, schreibt Helen Heinemann in ihrem Buch »Irgendwas muss anders werden«. Heinemann ist Psychotherapeutin und Gründerin des Instituts für Burnout-Prävention. Sie schreibt weiter: »Wenn wir das Gefühl haben, keine Zeit zu haben, fühlen wir uns gejagt, und das Stressprogramm wird aufgerufen. Nun entsteht ein Teufelskreis der wechselseitigen Verstärkung: Der hohe Herzschlag, die schnellere Atmung, die muskuläre Spannung – all das, was der Körper für das Abwenden einer Bedrohung bereitstellt, gibt zusätzlich zu den äußeren Umständen ein Signal an das Gehirn. Dieses verbindet den körperlichen Zustand mit dem Kontext und erhöht die Adrenalinausschüttung. Der Stress steigt.«[40]

Das Gefühl, gestresst zu sein, stresst uns also zusätzlich, und wenn man bedenkt, dass wir dieses Gefühl oft sogar absichtlich provozieren, weil wir verinnerlicht haben, dass wir nur dann wertvoll sind, wenn wir Stress haben, dann wird einem das ganze Ausmaß des Dilemmas erst bewusst. Was also können wir tun? Einfach mehr Pausen machen, wenn wir spüren, dass wir müde und erschöpft sind?

Ganz so einfach ist es leider nicht. Denn gerade, wenn wir unter Stress stehen, merken wir nicht, dass wir eine Pause machen sollten. »Wir spüren nicht, dass wir etwas trinken, dass wir vielleicht zur Toilette gehen, uns recken und strecken sollten. Wir surfen auf einem hohen Adrenalin- und Cortisolspiegel. Und deswegen ist es wichtig, uns daran zu erinnern, dass wir Unterbrechungen benötigen. Früher gab es das Geläut der Kirchen, das die Menschen daran gemahnte, eine Pause zu machen, innezuhalten«, schreibt Helen Heinemann[41].

Wir müssen also erst verstehen, wie unerlässlich Pausen sind, um sie im nächsten Schritt proaktiv in unserem (Arbeits-)Alltag einplanen zu können. Denn von allein passieren sie nicht. Und wenn man im gestressten Zustand doch irgendwann merkt, dass man müde ist, ist es oft schon zu spät – und man muss umso länger Pause machen, um sich zu erholen. Viele werden das Phänomen kennen: Wenn ich eine Zeit lang überhaupt nicht auf die kleinen Warnsignale meines Körpers höre, weil ich auf eine Abgabe hinarbeite zum Beispiel, oder auch damals, als ich im Frühjahr 2020 ins Homeoffice ging und mir und allen beweisen wollte, dass ich das kann, verordnet sich der Körper irgendwann eben selbst eine Pause – indem er krank wird. Erkältung, Bett, Zwangspause, und ich falle unterm Strich deutlich länger aus, als wenn ich mir zuvor jeden Tag zugestanden hätte, mal die Füße hochzulegen, an die frische Luft zu gehen, mich zu bewegen, etwas zu lesen, nicht erreichbar zu sein.

Pausen kosten erst mal Zeit. Aber die Investition lohnt sich. Die Forschung ist da unmissverständlich: Wer regelmäßig Pausen macht, ist weniger müde und erschöpft, emotional ausgeglichener und leidet seltener unter Kopfschmerzen. Man läuft seltener Gefahr, Fehler zu machen, die im schlimmsten Fall in einem Arbeitsunfall enden können (Untersuchungen in den USA zeigen, dass 13 Prozent der Arbeitsunfälle auf Übermüdung zurückzuführen sind[42]). Und man kann besser denken, weil das Gehirn in Ruhephasen Informationen verarbeitet und verknüpft. Sogar die Kreativität profitiert vom Pausemachen – oder wann haben Sie Ihre besten Einfälle? Mir kommen Ideen, ziemlich klischeehaft, unter der Dusche, beim Unkrautrausreißen oder beim Joggen, und viel seltener, wenn ich am Schreibtisch sitze und angestrengt nachdenke.

Wie es gelingen kann, feste Erholungszeiten im Leben zu verankern, darum soll es im letzten Teil dieses Buches gehen, in dem ich versuchen möchte, mithilfe von Expertinnen und Experten Wege aus der Pausen- und Rastlosigkeit aufzuzeigen.

FUTURE CHALLENGE: DARAN ARBEITEN, MAL NICHT ZU ARBEITEN

Geben Sie es ruhig zu, falls Sie es bis hierhin geschafft haben: Eigentlich hätte ich all die vorangegangenen Seiten nicht schreiben müssen. Ist eh alles klar, oder? Wir wissen alle, dass wir Gefahr laufen, im Homeoffice zu viel zu arbeiten, dass wir uns häufig mehr Stress machen als nötig, dass wir uns zu wenige Auszeiten nehmen. Wir wissen, dass Arbeit nicht das Leben ist und dass es wichtig ist, beides voneinander zu trennen. Wir wissen, dass wir viel zu oft auf unsere Smartphones starren und dass blaues Bildschirmlicht schlecht ist für unseren Schlaf. Wir wissen, dass wir uns mehr bewegen sollten im Alltag, häufiger an die frische Luft gehen und für eine ergonomische Arbeitshaltung sorgen. Wir wissen, dass der Mensch soziale Kontakte mindestens so dringend wie ausgewogene Ernährung und Sonnenlicht braucht, um gesund zu bleiben. Wir wissen das alles. Und handeln trotzdem viel zu oft, als hätten wir keine Ahnung. Warum? Weil wir doof sind?

DIE MACHT DER GEWOHNHEIT ODER: KLEINE VERTRÄGE MIT SICH SELBST ABSCHLIEßEN

Sind wir nicht. Aber Menschen sind eben Gewohnheitstiere. Sie halten sich an dem fest, was sie kennen, weil ihnen das Sicherheit und Stabilität schenkt im Dschungel des Lebens, egal, ob das möglicherweise ungesund ist für sie. Der Sozial- und Motivationspsychologe Peter Gollwitzer hat eine Theorie dazu entwickelt, warum Menschen wider besseres Wissen und ihren guten Vorsätzen zum Trotz handeln. Er nimmt an, dass ihnen in diesen Momenten ein spezifischer Handlungsplan fehlt[43], ein Automatismus, den sie abrufen können – und stattdessen wieder in alte Routinen verfallen. Bestes Beispiel: Ernährung. Wenn Sie schon mal probiert haben, anders zu essen, zum Beispiel Fleisch, Zucker, Weizen oder Milchprodukte wegzulassen, wissen Sie, was ich meine. Oder Sport: Jeden Januar machen sich Menschen lustig über diejenigen, die sich mit einem guten Vorsatz für das neue Jahr im Fitnessstudio angemeldet oder sich zu Weihnachten einen Rudererergometer gewünscht haben. Haha, heißt es dann hinter vorgehaltener Hand, spätestens im März steht der Ergometer nur noch in der Ecke und die Mitgliedskarte fürs Fitnessstudio bleibt bis auf Weiteres ungenutzt.

Gollwitzer ist der Auffassung, man brauche für solche Situationen einen konkreten Handlungsplan, eine sogenannte Implementierungsintention[44], die nach dem Wenn-Dann-Prinzip funktioniert: *Wenn* der Kühlschrank leer ist, *dann* gehe ich zum Supermarkt und kaufe Brokkoli, anstatt wieder schnell eine Pizza zu bestellen. *Wenn* am Samstagvormittag alle noch schlafen, *dann* stehe ich auf, ziehe sofort meine Joggingschuhe an und gehe eine halbe Stunde Laufen. *Wenn* ich 90 Minuten gearbeitet habe, *dann* mache ich zehn Minuten Pause. *Wenn* ich anfange, abends auf dem Sofa Mails auf dem Handy zu checken, *dann* schalte ich das Handy aus oder lege es auf die Küchenanrichte.

Das lässt sich hier so einfach hinschreiben und mag Ihnen beim Lesen banal vorkommen. Aber eine dauerhafte und nachhaltige Verhaltensänderung schüttelt man nicht mal eben so aus dem Ärmel. Sie ist langwierige und anstrengende Arbeit. Wäre es anders, hätten die Menschheit und der Planet, auf dem sie lebt, weniger Probleme. Ich betone das nicht, um uns alle zu entmutigen. Sondern um uns anzustacheln.

Deshalb habe ich mich auf die Suche nach möglichem Werkzeug für diese Veränderung gemacht, und die Ergebnisse meiner Suche möchte ich mit Ihnen teilen. Bitte verstehen Sie das als Angebot, als Option, nicht als der Weisheit letzter Schluss. Ich sehe in Gollwitzers Forschung aber auch deshalb einen gewinnbringenden Ansatz, weil er der Meinung ist: Nachhaltige Verhaltensänderungen funktionieren viel schlechter, wenn man dafür auf diese typisch deutsche Brechstangen-Mentalität zurückgreift, auf dieses »Ich will, ich muss, ich werde, koste es, was es wolle«. Er appelliert stattdessen an den Verstand, daran, sich nicht mit Gewalt zu etwas zu zwingen, sondern zunächst zu erkennen, welch großer Wert in der Veränderung steckt – und dann mentale Strategien zu entwickeln, um diese Veränderungen auch zu erreichen. Gollwitzer vergleicht den Prozess mit dem Programmieren eines Computers, das ja auch nur mit dem nötigen Wissen, nicht mit Gewalt funktioniert. Vielleicht dient Ihnen Gollwitzers Ansatz zumindest – wie mir – als Denkanstoß.

Denn damit beginnt Veränderung ja: dem Nachdenken darüber, was wir anders haben wollen im Leben und warum.

Um diesen Prozess in Gang zu bringen, braucht es, wie bei so vielem im Leben, die Erkenntnis, dass etwas nicht gut läuft. Einen Leidensdruck, und der kann sich erst mal unbewusst äußern. Mir ging das zu Beginn des zweiten Pandemiejahres so: Ich schlief schlecht, obwohl ich todmüde war, wachte nachts oder in den frühen Morgenstunden auf und konnte nicht mehr einschlafen. Ich wusste nicht genau, was es war, das mich so unruhig machte, ich wusste nur: Das will ich nicht mehr. Weil ich es auf Dauer nicht aushalte und irgendwann alle um mich herum mitleiden. Natürlich hatte ich eine Ahnung beziehungsweise einen Verdacht, denn die nächtliche Unruhe kam gleichzeitig mit den kalten Lockdown-Wintermonaten, in denen ich so gut wie jeden Abend mit dem Handy auf dem Sofa saß, nervös in Anbetracht der Pandemieentwicklung, nervös, weil ich nicht richtig raus und für mich sein konnte und stattdessen auch nach Feierabend noch ewig im Internet surfte. Eigentlich fühlte ich mich damit okay. Nicht sonderlich ausgeglichen, aber auch nicht sehr gestresst. Wenn nur der Schlafmangel nicht gewesen wäre. Ich wusste, dass ich was anders machen musste, aber ich wusste nicht, was, und ich wusste nicht, wie.

»Wenn Sie so etwas festgestellt haben und der Meinung sind, das kann und darf so nicht weitergehen, dann sollten Sie beginnen, alte Routinen zu durchbrechen und neue aufzubauen«, sagt Hannes Zacher. Ein gutes Hilfsmittel sei da beispielsweise das sogenannte Nudging[45]. Der Begriff kommt aus dem Englischen und heißt übersetzt anstoßen, anschubsen. »Beim Nudging geht es darum, sich oder andere dazu zu bewegen, eine bestimmte Sache einmalig oder dauerhaft zu tun oder zu lassen. Zum Beispiel, indem man sich selbst einen Wecker stellt beim Arbeiten, um nach einer gewissen Zeit aus der aktuellen Tätigkeit rauszukommen und dann etwa eine Runde um den Block zu laufen. Man versucht, das eigene Verhalten bewusst in eine Richtung zu lenken, sich mit selbst gewählten Instrumenten zu steuern«, erklärt Zacher. Das sei vor allem sinnvoll, wenn man bestimmte Verhaltensweisen noch nicht automatisiert und verinnerlicht habe. »Die Selbst-Nudging-Strategien sind so etwas wie kleine Verträge mit sich selbst, die einen daran erinnern, was man eigentlich möchte«, sagt der Psychologe.

Wenn man so will, sind also auch die Wenn-Dann-Pläne von Peter Gollwitzer ein Nudging-Instrument.

Weil ich ja ahnte, dass meine Unruhe mit meinem Smartphonekonsum am Abend zu tun hatte, ging ich folgenden Vertrag mit mir selbst ein: Sobald ich anfangen sollte, abends mit dem Handy etwas anderes als private Nachrichten zu schreiben, würde ich das Gerät weglegen und stattdessen ein paar Seiten in dem Buch lesen, das ich zu Weihnachten bekommen hatte. Tatsächlich habe ich es geschafft, auf diese Weise etwas mehr Ruhe in meine Abende zu bringen. Es klappt nicht immer, manchmal hat das Smartphone einfach eine zu große Anziehungskraft. Aber es klappt häufig. Und seit einiger Zeit schlafe ich in den meisten Nächten auch wieder besser. Das wiederum zeigt mir, dass es nicht so verkehrt sein kann, was ich mir überlegt habe, und lässt mich weitermachen.

REALITÄTSCHECK: WISSEN, WAS GEHT – UND WAS NICHT

Für die Psychologin Gabriele Oettingen ist dieser Effekt ein wichtiger Bestandteil einer von ihr erarbeiteten mentalen Strategie, »mit der Menschen ihre Wünsche finden und erfüllen, Präferenzen festlegen und ihre Gewohnheiten ändern können«. So zumindest lautet das Versprechen dieser Strategie, die Oettingen »WOOP«[46] nennt, nach »Wish« (Wunsch), »Outcome« (Ergebnis), »Obstacle« (Hindernis) und »Plan«. Oettingens Forschung hängt eng mit jener von Gollwitzer zusammen; dessen Wenn-Dann-Pläne sind der letzte Teil von »WOOP«. Gleichzeitig verfolgt auch Oettingen einen für heutige Zeiten eher ungewöhnlichen Ansatz: Sie geht davon aus, dass das allgegenwärtige Mantra »Denke positiv, konzentriere dich auf deine Träume, dann klappt schon alles von alleine« alles andere als zielführend ist. Denn Oettingen und ihre Kolleg:innen haben in jahrzehntelanger Forschungsarbeit herausgefunden, dass man weniger erfolgreich in einer Sache ist, wenn man von vornherein davon ausgeht, dass sie ohnehin gelingen wird. »Je positiver meine Wunschvorstellungen von etwas sind, je positiver ich also davon träume, es schon geschafft zu haben, desto stärker lehne ich mich zurück. Wenn ich den Erfolg mental bereits erlebe, brauche ich mich ja nicht mehr anzustrengen, um meine Wünsche zu erfüllen. Ich bin im Kopf schon da. Das führt dazu, dass ich am Ende in der Realität weniger erfolgreich bin«, sagte mir Oettingen in einem Gespräch[47]. So hätten Untersuchungen mit Menschen, die Gewicht verlieren wollten, ergeben, dass diese umso weniger abnahmen, je stärker sie zuvor davon ausgegangen waren, dass ihre Diät funktionieren würde, und schon das Bild von sich als schlanke Person im Kopf gehabt hatten. Oder, anderes Beispiel, Hochschulabsolventen: »Je positiver sie über einen gelungenen Übergang in eine gewünschte Laufbahn fantasierten, desto weniger erfolgreich waren sie später. Sie bekamen weniger Stellenangebote und verdienten dann auch schlechter.« Der Grund: Sie strengten sich weniger an und schickten weniger Bewerbungen ab.

Ob eine positive Einstellung zum Leben und eine Art Grundvertrauen in das Schicksal, dass dieses es schon gut meine mit einem, das Leben nicht besser mache, wollte ich von Oettingen wissen, und ihre Antwort war eindeutig: »Es ist richtig, dass positive Zukunftsträume wichtig sind im Leben. Unter anderem helfen sie uns, die Zukunft im Kopf zu erkunden oder kurzfristig unsere Stimmung aufzuheitern. Das Problem ist nur, dass sie uns die Energie zum Handeln nehmen können.« Es geht Oettingen nicht darum, immer mit dem Schlimmsten zu rechnen, Wünsche und positive Zukunftsgedanken sind ein wesentlicher Bestandteil ihrer Strategie, »weil sie unserem Handeln seine Richtung weisen. Aber um dann tatsächlich zu handeln, müssen wir die Visionen mit der Realität anreichern. In der Forschung haben wir das mentale Kontrastierung genannt«, sagt Oettingen. Erst, wenn man wisse, was einen wirklich davon abhält, ein Ziel zu erreichen, begreife man, was nötig ist, um dieses Hindernis zu überwinden. Und das wiederum setze Energie frei, die einem dabei helfe, den Wunsch am Ende wahrwerden zu lassen.

Und noch etwas könne in diesem Prozess sehr hilfreich sein: zu erkennen, wo Hindernisse und eigene Grenzen liegen, die man wirklich nicht überwinden kann. Dann könne man diesen Wunsch als unerreichbar ablegen und sich stattdessen realisierbaren Zielen widmen: »Die mentale Kontrastierung hilft also dabei, Prioritäten zu setzen. Sie engagieren sich dort, wo Ihre Bedürfnisse liegen und wo es sich auch lohnt, zu investieren. Ein praktisches Werkzeug, um das Leben aufzuräumen«, sagte Oettingen[48]. Heißt: Wenn man weiß, was man wirklich ändern will und kann und was nicht, spart man Energie für die wesentlichen Dinge und Wünsche. Auch das meint die Grenz-Expertin Nedra Glover Tawwab im Übrigen, wenn sie sagt: »Grenzen machen uns frei«[49]. Das Wissen um unsere eigenen Grenzen kann eine sehr entspannende und befreiende Wirkung haben.

Mein Wunsch war es, wieder besser zu schlafen, und nachdem ich gemerkt hatte, dass ich selbst etwas dafür tun kann, mir diesen Wunsch zu erfüllen, fühlte ich mich schon allein dadurch besser. Ich hatte mir selbst eine Handlungskompetenz zugelegt, konnte also etwas tun (Stichwort Selbstwirksamkeit).

Oettingens Strategie besteht aus vier Schritten, die ihren Forschungserkenntnissen zufolge für eine langfristige Verhaltensänderung notwendig sind:

ERSTENS Den (realisierbaren) Wunsch formulieren.

ZWEITENS Sich vorstellen, wie man sich fühlt, wenn man diesen Wunsch erreicht hat.

DRITTENS Das größte innere Hindernis identifizieren, das sich einem in den Weg stellt auf dem Weg zu diesem Wunsch.

VIERTENS Einen Wenn-Dann-Handlungsplan entwerfen, mit dem man das Hindernis überwinden kann, wenn es auftaucht.

Diese Strategie lasse sich auf alle Lebensbereiche anwenden, in denen man eine Änderung erreichen wolle, sagt Oettingen, im Kleinen wie im Großen. Und sie ist eine Möglichkeit, um schädliche Routinen im Homeoffice-Arbeitsalltag zu durchbrechen: Wenn man das Gefühl hat, nur noch zu rödeln und keine Pause mehr zu bekommen, kann man sich fragen: Wie möchte ich mich fühlen? Wacher? Ausgeglichener? Dann kann man sich vorstellen, wie schön es wäre, nicht immer durch den Tag zu hetzen, sondern am Abend zur Ruhe kommen zu können, Zeit für sich und für das zu haben, was einem guttut. Und sich dann überlegen: Was hält mich davon ab? Die ständige Erreichbarkeit durch digitale Medien vielleicht? Wenn ja, dann muss man diese eben ganz bewusst abschalten. Wichtig sei dabei nur: »Sie müssen Ihr Ziel wirklich erreichen wollen«, sagt Oettingen.

Wie bei allen mentalen Strategien funktioniert auch diese nicht von jetzt auf gleich. Sie muss erlernt und wie ein Muskel trainiert werden. Mir hat sie insofern geholfen, als dass ich mich wirklich damit beschäftigt habe, wie ich mich in dieser neuen Lebens- und Arbeitssituation fühle. Ich habe überlegt: In welchen Momenten bin ich gestresst oder erschöpft – und woran könnte das liegen? Allein die eingehende Beschäftigung damit, wie es mir tatsächlich geht und inwiefern das von meinen eigentlichen Bedürfnissen abweicht, hat etwas verändert in meinem Bewusstsein. Ich komme häufiger raus aus dem Tunnel, in dem ich meine Erschöpfung viel zu spät bemerke, beobachte mich von außen und kann dann mit mir selbst schimpfen: »Hey, genau das wolltest du doch nicht mehr! Schluss jetzt, Handy weg.« Es ist ein bisschen so, als gäbe es eine Art innere Prüfinstanz, die mein Befinden viel regelmäßiger mit meinen Wünschen abgleicht. Jetzt muss ich nur noch auf sie hören.

DURCH STRUKTUREN FÜR MEHR KLARHEIT SORGEN

Tchibo ist bekannt dafür, neben Kaffee Gegenstände anzubieten, die kein Mensch braucht. Eine Sortierspule für Lichterketten zum Beispiel oder ominöse Kugeln, mit denen sich Flaschen von innen reinigen lassen. Oder einen Esstisch, dessen Platte sich hochklappen lässt – um sich in einen Schreibtisch mit Ablagefächern zu verwandeln. Klappe auf: Arbeit. Klappe zu: Essen, Spielen, Freizeit. Natürlich gibt es Wohnungen, in denen kein Raum ist für einen eigenen Arbeitsplatz, weshalb Menschen sich mit ihrem Laptop an improvisierte Schreibtische oder eben den Küchentisch setzen und jedes Mal die Arbeitsmaterialien beiseiteschieben müssen, wenn sie Gemüse schneiden oder Abendbrot essen wollen. Für sie dürfte der Tchibo-Tisch erfunden worden sein – und tatsächlich eine pragmatische Lösung bieten. Warum das aus ergonomischer Sicht suboptimal ist, muss ich nicht erwähnen.

Um die richtige Arbeitsplatzergonomie geht es auch nicht in diesem Buch (wenngleich sie natürlich sehr wichtig ist). Worum es geht, ist das Verhältnis von Arbeit und

Privatleben – und da ist der Tchibo-Tisch für mich zu einem Sinnbild der größten Homeoffice-Herausforderung geworden: der Trennung von Arbeit und Freizeit. Wenn ein Möbelstück die Aufgaben von zweien übernehmen soll – ist da nicht abzusehen, dass es beide vielleicht ganz okay, aber eben nicht so erfüllt, wie wir es uns eigentlich erhoffen? Ich denke an diese Campingtisch-Bett-Kombination in kleinen Wohnmobilen oder VW-Bussen: super, dass ein Bett und ein Tisch auf so kleinem Raum untergebracht werden können. Aber nach zwei Wochen mit diesem Provisorium dankt es einem der Rücken, wenn man doch wieder auf eine richtige Matratze zurückkehrt. Doch das ist ja der große Unterschied zum Homeoffice: Wenn wir es als einen wichtigen Bestandteil unserer künftigen Arbeit behalten wollen, ist es eben kein Provisorium. Dann sollten wir versuchen, statt halbbefriedigender Zwischenlösungen Modelle zu finden und zu etablieren, die nicht nur den Rücken, sondern auch die Seele schonen.

RÄUMLICHE TRENNUNG SCHAFFT RAUM IM KOPF

Aus Sicht des Arbeitspsychologen Hannes Zacher ist dafür eine der wichtigsten Voraussetzungen, dass wir klare, getrennte Räume schaffen, und zwar physischer *und* psychischer Natur. Der Sinn dahinter ist ähnlich der einer Urlaubsreise an einen anderen Ort: Man lässt nicht nur sein Zuhause mit den Staubmäusen und dem Steuer-Papierstapel hinter sich, sondern auch all die damit verbundenen Alltagssorgen. Weil sie mit diesen sonst ständig weiter konfrontiert werden, empfinden viele Menschen einen Urlaub zu Hause als weniger erholsam als einen an einem anderen Ort. Eine fremde Umgebung kann nicht nur den Kopf frei machen, sie beschert einem auch neue Eindrücke und andere Perspektiven, von denen der Geist sowohl vor Ort als auch zurück zu Hause profitiert. Und nicht zuletzt freut man sich am Ende des Urlaubs ja oft wieder auf das eigene Bett und den vertrauten Trott, der plötzlich attraktiver als zuvor erscheint: »Daheim ist es auch nicht übel, oder?«

Übertragen auf die Arbeit zu Hause heißt das: Schafft man es, Job und Freizeit räumlich und geistig zu trennen, auch im Homeoffice, ist das eine jeweils wie ein Miniurlaub vom anderen. Das kann motivieren und die Lust auf beides bewahren.

Die Realität vieler Menschen lässt das natürlich nicht immer zu, gerade, wenn die Wohnsituation beengt ist. Hat jemand viel Platz und ein eigenes Arbeitszimmer zu Hause, ist es für die Person deutlich leichter, in Pausen oder nach Feierabend räumlichen Abstand zur Arbeit zu gewinnen. Je seltener jemand die Möglichkeit hat, den Arbeitsort tatsächlich zu verlassen, und je greifbarer all die unfertigen Aufgaben nach Feierabend dadurch noch sind (die man so viel leichter ignorieren kann, wenn sie im Büro bis zum nächsten Tag warten), desto wichtiger ist es, die unsichtbare Tür im Kopf zu schließen. Die innere Grenze zwischen Arbeit und Freizeit aktiv dicht zu machen.

Das bedeutet unter Umständen viel Aufwand, sowohl für die Arbeitnehmer:innen als auch für die Vorgesetzten. Denn, das ist die nächste Hürde: Es hängt stark von der Persönlichkeit jedes Menschen ab, wie leicht es jemandem fällt, diese inneren Grenzen zu ziehen und sie nicht zu überschreiten. Hannes Zacher kam in seinen Untersuchungen wenig überraschend zu dem Schluss, dass vor allem jene Menschen das mobile Arbeiten als positiv für sich bewerten, die sich gut strukturieren und damit gut abgrenzen können. »Wir beobachten, dass eher gewissenhafte Menschen, die gerne autonom arbeiten, sich intrinsisch motivieren und einen Plan machen können für den Tag, zu dem auch Pausen gehören, gut klarkommen. Bei denen gab es eine Zunahme an physischer und psychischer Gesundheit im Homeoffice«, sagt er. Das seien meist Menschen, die am Ende des Tages sagen könnten: Jetzt stehe ich auf und arbeite nicht weiter auf dem Sofa, sondern mache noch einen Spaziergang. »Das Gegenteil sind Personen, bei denen die Balance zwischen Arbeit und Freizeit nicht mehr stimmt, auch, weil sie sich nicht gut strukturieren können.«

Das Persönlichkeitsmerkmal der Gewissenhaftigkeit, mit dem stark zusammenhängt, wie gut sich eine Person selbst managen und sich realistische Ziele setzen kann, ist nach Ansicht des Psychologen also eines der Hauptkriterien dafür, wie jemand das Homeoffice erlebt. Das mag im ersten Moment widersprüchlich klingen, denn gerade die Gewissenhaften scheinen es doch zu sein, die kein Ende bei ihrer Arbeit finden. Doch oft ist das Gegenteil der Fall: Wenn eine

Person weiß, dass sie eine Aufgabe so erledigt hat, wie es von ihr erwartet wurde, kann sie besser damit abschließen und so auch guten Gewissens abschalten. Weil alles Nötige getan ist und sie nicht noch zehnmal nervös die Mails kontrollieren oder bis ins Bett weiterdenken muss über ein ungelöstes Problem.

Menschen, denen das gelingt, laufen Zacher zufolge weniger Gefahr, Arbeit im Homeoffice über die Grenze des Feierabends zu schleppen. Doch was ist mit denen, denen es schwerer fällt, eigenverantwortlich und selbstverwaltet zu arbeiten? Weil sie entweder nicht die Typen für diese freie Arbeitsform sind oder diese einfach nicht gewohnt sind, da die Arbeitsstruktur im Büro eher kleinteilig und auf viel Rückmeldung beziehungsweise Kontrolle von außen angelegt war?

Es ist vermessen und unangebracht, Menschen dazu bringen zu wollen, ihren Charakter und ihre Eigenschaften zugunsten der Arbeit zu ändern. Deshalb sind in diesen Situationen auch die Führungskräfte gefragt: Sie müssen – und das ist eine wahnsinnig anspruchsvolle Aufgabe, die viel Menschenkenntnis und -verständnis braucht – ein Gespür dafür entwickeln, wenn die Kollegin es trotz langer Arbeitszeiten wiederholt nicht schafft, die vereinbarten Ergebnisse vorzulegen. Wenn der Kollege dauergestresst wirkt, obwohl die sichtbare Arbeit sich in einem überschaubaren Rahmen bewegt. Wenn die Kollegin in den Videokonferenzen immer so gereizt reagiert, sobald sie eine neue Aufgabe übernehmen soll. Es ist in solchen Fällen nämlich gut möglich, dass diese Personen eben nicht besonders gut mit dem selbstbestimmten Arbeiten im Homeoffice zurechtkommen und stärkere vorgegebene Strukturen brauchen.

Eine Möglichkeit könnten dann klassische Zeitmanagement-Kniffe sein wie das Zerlegen von großen, unübersichtlichen Aufgaben in ihre Einzelteile, die sich besser überblicken, schneller bewältigen und damit einfacher abhaken lassen. Einen ähnlichen Effekt haben gemeinsam erarbeitete To-do- oder Prioritätenlisten, klar kommunizierte Deadlines und eindeutig zugewiesene Verantwortlichkeiten: »Du bist zuständig dafür, dass Prozess X läuft, mit Y musst du dich aber gar nicht beschäftigen. Das macht Z.«

Denn Letzteres hängt mit einem weiteren wichtigen Punkt zusammen: Gerade im mobilen Arbeiten, das die Hierarchien in vielen Unternehmen ungeplant aufgeweicht hat, weil die Mitarbeiter:innen tendenziell dort mehr eigene Entscheidungen treffen und häufig mehr Verantwortung für ihre Arbeit tragen, braucht es eindeutig definierte Ansprechpartner und Führungskräfte, die flexibler greifbar sind als zuvor. Ich bin deshalb der Meinung, dass das Homeoffice die vertikalen Hierarchien zwar abgebaut haben mag, was viele Menschen als angenehm empfinden, horizontale Hierarchien im Sinne einer funktionierenden, transparenten Kommunikationsstruktur aber durchaus sinnvoll sind, um das Arbeiten zu erleichtern. Denn im Homeoffice muss noch klarer als während der Büropräsenz sein: Wen kann ich bei welchem Problem kontaktieren? Wer ist in dieser oder jener Angelegenheit die letzte Instanz und kann bei Anfragen gleichzeitig schnell reagieren, damit ich mit meiner eigenen Arbeit weiterkomme? Es geht dabei nicht um

Hierarchien mit einem starken Macht- oder Abhängigkeitsgefälle, sondern um solche, die eine eindeutige und damit stresssparende und konfliktreduzierende Aufgabenverteilung und -abstimmung möglich machen.

Helmut Schröder[50], Experte für Betriebliche Gesundheitsförderung bei der AOK, teilt die Ansicht, dass beim Schaffen derartiger Strukturen ganz besonders die Arbeitgeber in der Pflicht sind: »Die Entgrenzung ist eine der größten Herausforderungen, die mit dem mobilen Arbeiten verbunden ist. Menschen, denen es schwerfällt, sich selbst Grenzen zu ziehen oder die sich nicht gut strukturieren können, sollten dies trainieren. Der Arbeitgeber sollte nicht erwarten, dass jede Person zu dieser Form der Arbeit gleich gut in der Lage ist. Gleichzeitig muss in vielen Unternehmen auch eine Arbeitskultur, die ein solch freies, wenig kontrolliertes Arbeiten ermöglicht, eingeübt werden.«

Als die Pandemie viele Menschen von jetzt auf gleich ins Homeoffice zwang, war das ja auch für ihre Arbeitgeber:innen eine große Umstellung, und zwar nicht nur aus organisatorischer Sicht, sondern auch aus zwischenmenschlicher: Wie lassen sich all die unausgesprochenen, unsichtbaren Strukturen aus dem Büro, an denen sich viele Arbeitstag für Arbeitstag entlanghangeln, ins mobile Arbeiten übertragen? Diese kleinen informellen Checkpoints, die den Chef:innen signalisieren, jemand ist auf dem richtigen Weg, denkt in die richtige Richtung, und umgekehrt de:r Angestellten den nötigen Halt geben, um zu wissen: So kann ich weitermachen.

Helmut Schröder ist der Meinung, dass Unternehmen Trainings anbieten sollten – und zwar für alle Beteiligten.

Angestellte, die damit Probleme haben, müssten lernen können, wie sie einen Arbeitsalltag zu Hause besser strukturieren können, welche Ziele realistisch sind und welche nur frustrierend, und wann sie welche Pausen einlegen sollten. Und Führungskräfte müssten lernen können, wie sie die Arbeit in ihrem Team sinnvoll virtuell strukturieren, welche Leitplanken sie ihren Mitarbeiter:innen zur Verfügung stellen und welche Freiheitsgrade benötigt und gewünscht sind. »Es braucht ein gutes und aufmerksames Gesundheitsmanagement von allen Seiten, und da sind ausdrücklich nicht nur die Arbeitnehmer:innen gefragt, sich selbst zu schützen«, sagt Helmut Schröder. Er empfiehlt einen individuellen, aber institutionalisierten Austausch zwischen Chef:innen und Mitarbeiter:innen, per Videoanruf oder – noch besser – immer mal wieder von Angesicht zu Angesicht. »Digitale Kommunikationsmittel wie Teams oder Zoom sind gut. Aber sie ersetzen keine echten Begegnungen. Wir können Zwischentöne viel schlechter wahrnehmen, und so rutscht auch eher mal durch, wenn es jemandem gerade nicht so gutgeht im Homeoffice.«

Gleiches gelte für die Arbeitszeiten an sich. Wenn eine Führungskraft mitbekomme, dass ein Mitarbeiter wiederholt Mails am späten Abend schreibe, dass er allzeit erreichbar sei – dann könnte das ein Anlass sein, das Gespräch mit ihm zu suchen. »Nicht, um der Person das zu verbieten, denn womöglich kommt ihr diese Art des zeitlich flexiblen Arbeitens ja entgegen, entstresst sie sogar. Aber es kann eben auch sein, dass ständige Mails kurz vor Mitternacht ein Anzeichen für ausufernde, entgrenzte und damit ungesunde Arbeit sind. Und dann braucht die Person unter Umständen Hilfe von außen. Das gilt es, mit Einfühlungsvermögen herauszufinden«, sagt Schröder. Viele Chef:innen müssten dieses Führen auf Distanz völlig neu lernen.

GRENZEN SETZEN UND RESPEKTIEREN

Und, ganz wichtig, sie sollten auch im Blick haben, dass im Unternehmen keine Kultur der grenzübertretenden Arbeit etabliert wird, indem sie selbst Mails nach Feierabend oder am Wochenende verschicken – auch wenn sie hoffen, dass der Adressat oder die Adressatin diese erst wieder in der regulären Arbeitszeit liest. Wissen Mitarbeiter:innen, dass ihre Vorgesetzten auch außerhalb der Kernarbeitszeit wichtige Entscheidungen treffen oder an Projekten weiterarbeiten, an denen sie beteiligt sind, kann das – wenn auch unbeabsichtigt – den Druck auf das gesamte Team erhöhen, sich ebenfalls erreichbar halten zu müssen. Es ist eine wichtige Aufgabe von Führungskräften, einem Klima der Dauerarbeit vorzubeugen; sie müssen nicht nur dafür sorgen, dass ihre Mitarbeiter:innen gute Arbeit leisten, sondern auch das Bewusstsein für geregelte Arbeitszeiten und die damit zusammenhängende Eigenverantwortung schärfen. In Portugal gibt es deshalb seit Beginn dieses Jahres ein Gesetz, das Vorgesetzten verbietet, ihre Mitarbeiter:innen nach Feierabend anzurufen oder anzuschreiben – es sei denn, es handelt sich um einen Notfall.[51]

Die gegenseitige Rücksichtnahme betrifft aber auch Kolleg:innen auf derselben Hierarchieebene: Die Grenzen jedes Menschen sind individuell, weshalb es sein kann, dass jemand es schon als übergriffig empfindet, wenn die Kollegin ihm eine Mail um 20:13 schickt, weil sie zwei Stunden später mit der Arbeit begonnen hat und noch regulär am Schreibtisch sitzt.

Es geht also nicht nur darum, die eigenen Grenzen klarzumachen und zu schützen, sondern auch darum, die Grenzen der anderen wahrzunehmen und zu respektieren. Das ist umso komplizierter im Homeoffice, wenn Arbeitende ihren Arbeitstag flexibel gestalten und Kolleg:innen aus demselben Team zeitlich nicht mehr ganz parallel arbeiten. Schon die Verschiebung der Arbeitszeit um eine Stunde kann bedeuten, dass man sehr klar kommunizieren muss, ab oder bis wann man erreichbar ist für die anderen.

Das bringt uns zum entscheidenden Punkt, wenn es darum geht, Grenzen zu ziehen: die richtige Kommunikation. Die Grenz-Expertin Nedra Glover Tawwab sagt: »Andere Menschen wissen nicht, was Sie wollen. Es ist Ihre Aufgabe, das klarzustellen.«[52] Man müsse also deutlich sagen: bis hierhin und nicht weiter. In den Homeoffice-Kontext übersetzt könnte das bedeuten, dass sich in einem Team alle daranhalten, den Kollegen nicht mit Fragen zu behelligen, bevor er sich im gemeinsamen Chat angemeldet hat – und ihn in Ruhe zu lassen, sobald er sich in die Pause oder den

Feierabend verabschiedet hat. Gleichzeitig darf er in diesen Zeiten dann auch nicht reagieren, denn, so Tawwab, die auf die Kommunikation folgende Aktion sei genauso entscheidend.

MUT ZUR LÜCKE

Wenn Regeln zur digitalen (Nicht-)Erreichbarkeit im Team aufgestellt werden, sollten sie von allen Beteiligten eingehalten werden. Das gilt auch, wenn man sich im Laufe eines Arbeitstages immer mal wieder aktiv ausklinkt aus dem virtuellen Büro, zum Beispiel, weil man eine Zeit lang konzentriert an einer Sache arbeiten möchte (was ja kaum möglich ist, wenn man die ganze Zeit auf die kleinen Kacheln der Kommunikationsprogramme schaut, um ja keine Nachricht der Kolleg:innen zu verpassen). Fest vereinbarte Offline-Zeiten können eine hervorragende Möglichkeit sein, um sich dem Dauerfeuer zu entziehen; Konzentrations-Expert:innen raten deshalb zum Beispiel, das Smartphone außer Sichtweite zu legen, wenn man intensive Gedankenarbeit betreibt. »Selbst, wenn der Bildschirm schwarz ist, verwenden wir immer einen kleinen Prozentsatz unserer Aufmerksamkeit dafür, nicht auf das Handy zu schauen«, erklärte mir der Zeitmanagement-Experte Martin Krengel in einem Interview, das ich mit ihm über besseres

Selbstmanagement geführt habe[53]. Er selbst legt das Handy zum konzentrierten Arbeiten gern mal in einen anderen Raum oder checkt die Mails erst später am Vormittag, wenn er schon mindestens eine wichtige Aufgabe erledigt hat, bei der er nicht gestört werden will. Er sagt: »Es ist am Anfang ein bisschen Mut nötig, um auf einmal nicht mehr sofort für alles und jeden erreichbar zu sein und nicht immer auf der Stelle zu reagieren. Aber wer sein eigenes Leben besser strukturieren möchte, braucht Mut zur Lücke.«

Wenn man so will, ist das Grenzenziehen und Abschalten also ein eigener Arbeitsschritt. Man sollte ihn immer wieder fest einplanen, zwischendrin, aber auch als letzte wichtige Aufgabe, die man am Ende seines Arbeitstages verrichtet, und zwar, wenn noch genug Energie dafür übrig ist. Ich mache jetzt Schluss: check. Weil es für viele Menschen deutlich leichter ist, alle wichtigen Aufgaben zu schaffen, wenn sie sich dabei an eine sinnvolle Struktur halten können, zu der klare Anfangs- und Endpunkte gehören, hängen das Schaffen von Strukturen und die Abkehr von diesen in der Freizeit so eng zusammen. Struktur, Grenzen und Freiraum sind – wie Arbeit und Pausen – nicht Gegenspieler, sondern sie ergänzen und bedingen sich. Nur wer richtig abschalten kann, ist auch in der Lage, sich wieder anzuschalten, wenn es darauf ankommt. Das ist ökonomischer, effektiver und gesünder als ein Dauerbetrieb auf mäßigem Niveau.

»BEST NEVER REST«? WARUM DAS TOTALER QUATSCH IST

Erinnern Sie sich noch an diesen unsäglichen Werbeclaim, mit dem sich Mercedes-Benz und die deutsche Fußballnationalmannschaft vor der Fußballweltmeisterschaft 2018 in Russland präsentierten? »Best never rest« lautete er, »Die Besten ruhen niemals«. Was für ein Quatsch. Der Spruch suggeriert, dass Spitzensportler so erfolgreich seien, weil sie unaufhörlich »Gas geben« würden (um noch so eine unglückliche Metapher aus dem Leistungssprech aufzugreifen). Dabei sind es gerade sie, die Pausen brauchen, um ihren Körpern Hochleistungen zu ermöglichen. Das Problem liegt am Begriff Pause an sich: Für viele Menschen sind Pausen gleichbedeutend mit Faulsein. Mit unproduktivem Nichtstun, mit Stillstand. Wer ständig Pausen macht, nur auf dem Sofa hängt, rumdaddelt und Chips in sich reinstopft, muss sich halt nicht wundern, dass er es zu nichts bringt.

Aber Pausen sind nicht gleich Faulsein (das natürlich auch eine Daseinsberechtigung hat, denn manchmal gibt es nichts Besseres und Gesünderes, als sich die Welt den Buckel runterrutschen zu lassen und wirklich, wirklich nichts zu tun). Pausen, wie ich sie meine, sind nicht das Gegenteil von Produktivität, sie sind ein Teil davon. Sie ermächtigen uns, mit Kraft voranzugehen, sowohl körperlich als auch geistig. Wenn es ums Körperliche geht, fällt es uns allerdings viel leichter, das zu verstehen und umzusetzen. Um das anschaulicher zu machen, bleibe ich beim Sport.

Ich war selbst als Jugendliche und junge Erwachsene Leistungssportlerin, in Hochzeiten trainierten wir bis zu sechsmal pro Woche. Ruhetage und Pausen gehörten zu unserem Trainingsplan selbstverständlich dazu, weil unsere Körper sie brauchten, um die muskulären und motorischen Trainingsreize zu verarbeiten und umzusetzen. Pausen sind in der Trainingswissenschaft eines der wichtigsten Instrumente, um Trainingseffekte zu steuern, sie werden gezielt eingeplant. Als Sportlerin habe ich das niemals hinterfragt, es erschien mir logisch und notwendig. Zumal die Pausenzeiten ja schwarz auf weiß in meinem Trainingsplan standen. Ich begriff sie als Bestandteil des Trainings und hatte deshalb auch kein schlechtes Gewissen, zwischendurch mal die Füße hochzulegen.

Warum tue ich mich wie viele andere Menschen so schwer damit, diese Logik auf das Gehirn anzuwenden? Denn im Grunde ist Denken ja nichts anderes als Training im Kopf. Weil sich das Gehirn nach großer Anstrengung nicht mit einem Muskelkater meldet? Tut es ja manchmal, wir verstehen es nur nicht als solchen, wenn wir erschöpft sind, Kopfschmerzen haben oder die Augen von der vielen Arbeit vor dem Bildschirm brennen. Aber offenbar ist es für uns viel schwieriger, Ermüdungssymptome unseres Geistes wahrzunehmen und sie als solche zu deuten als übersäuerte Muskeln oder schwere Beine.

Der Rechtsanwalt und Autor Byung Jin Park hat ein Buch über seine Depression geschrieben. In »Ins Leere gelaufen: Wie ich meine Depression überwand und mich selbst neu kennenlernte« schildert er sehr eindrucksvoll, dass er erst begriff, was mit ihm los war, als die körperlichen Krankheitszeichen nicht mehr zu leugnen waren. »In meinem Fall waren es erst die psychosomatischen Symptome, die mich glauben ließen, dass ich ein echtes Problem habe. Ich wachte auf, war geistig voll da, wusste, ich muss jetzt aufstehen und zur Arbeit gehen, konnte mich aber nicht rühren. Mein Körper hat sich wie Blei angefühlt, und ich konnte tatsächlich meine Arme und Beine nicht bewegen«, sagte Park in einem Interview mit dem *SZ-Magazin*[54].

Nedra Glover Tawwab kennt ähnliche Fälle aus ihrer Arbeit als Therapeutin: »Viele Klienten, die in meine Praxis kommen, berichten mir von Problemen mit ihrer Work-Life-Balance. Seit 14 Jahren sehe ich, wie Menschen die Arbeit anderer erledigen, nicht pünktlich Feierabend machen, Überstunden machen (an Abenden und Wochenenden), die ihnen zustehende Urlaubszeit nicht in Anspruch nehmen und sich freiwillig für Projekte melden, für die sie keine Zeit haben. All das tun sie, weil sie ein ›guter Mitarbeiter‹ sein wollen«, schreibt sie in »Grenzen machen uns frei«[55]. Sie merken erst dann, dass sie sich viel eher um sich hätten kümmern sollen, wenn eigentlich schon nichts mehr geht. So, wie viele Menschen erst dann merken, dass sie sich mehr hätten bewegen müssen, wenn sie kaum mehr in der Lage sind, ohne Rückenschmerzen vom Sofa aufzustehen oder sich selbst die Schuhe zuzubinden.

Es gibt sicher nicht den einen Weg, um zu verhindern, dass es so weit kommt, und ich betone an dieser Stelle noch einmal: Kein Text, kein Buch kann echte therapeutische oder ärztliche Hilfe ersetzen. Doch weil es hier auch ganz praktisch darum gehen soll, mehr Pausen in den Arbeitsalltag zu integrieren, und ich davon ausgehe, dass wir an dieser Stelle alle verstanden haben, wie wichtig diese sind, möchte ich dafür zunächst ein recht simples Konzept vorschlagen: eine Art Trainingsplan für den Kopf, in den Pausen ganz gezielt eingebaut werden, schriftlich fixiert auf einem Papier, das man sich über den Arbeitsplatz hängt, oder als Ereignisse im digitalen Kalender. Manche Menschen stellen sich einen Wecker, um sich ans Pausemachen zu erinnern; andere nutzen spezielle Computerprogramme oder Apps, die sie dazu animieren, regelmäßig Pausen einzulegen, und ihnen sogar vorschlagen, wie sie diese verbringen könnten. Egal, wie Sie es machen: Planen Sie die Pausen ein wie das Meeting mit den Kolleg:innen, wie den Anruf bei der Kundin, den Termin mit der Chefin – denn die würden Sie auch nicht vergessen, oder?

Das Gute: Oft braucht man derlei Hilfsmittel gar nicht ewig, weil das, wofür man den äußeren Anstoß brauchte, zur Gewohnheit geworden ist, über die man nicht mehr nachdenken muss. So wie man sich irgendwann auch nicht mehr die Frage stellt, ob man jetzt die Treppe statt des Aufzugs nimmt oder das Vollkornbrötchen statt der weißen Semmel. Wer sich bei den Zeiten unsicher ist, kann sich an den Vorgaben der Gesetzgeber orientieren. Im Arbeitszeitgesetz ist genau festgehalten, dass bei mehr als sechs Stunden Arbeit pro Tag mindestens 30 Minuten und bei mehr als neun Stunden Arbeit 45 Minuten Pause vorgeschrieben sind. Wenn man mindestens diese längeren Pausenzeiten fest in seinem Arbeitsalltag einplant und außerdem etwa alle 90 Minuten kurze Pausen von fünf bis zehn Minuten, und diese als essenziellen Bestandteil des Arbeitsprozesses begreift, läuft man erstens weniger leicht Gefahr, ein schlechtes Gewissen zu haben, sobald man mal nicht am Rechner sitzt – und kommt außerdem in der Regel mit mehr Energie durch den Tag. Expert:innen sind sich übrigens einig, dass es wenig Sinn ergibt, Menschen vorzuschreiben, wann sie ihre Pausen zu machen haben[56]. Demnach erholen sie sich dann am besten, wenn sie selbst wählen dürfen, zu welchem Zeitpunkt sie eine Pause einlegen und wie sie diese verbringen.

Und wo wir schon beim Arbeitszeitgesetz[57] sind, der Staat sieht noch weitere Pausenzeiten für die Arbeitnehmer:innen vor, unter anderem:

- eine Bildschirm- oder Lärmpause: Die »Bildschirmarbeitsverordnung« besagt, dass Arbeitnehmer:innen zur Entlastung der Augen (oder Ohren) regelmäßig kurze Pausen einlegen können. Diese zählen zur bezahlten Arbeitszeit.

- Ruhezeiten: Zwischen zwei Arbeitstagen oder -schichten müssen mindestens elf Stunden zusammenhängende Ruhezeit liegen.

Gerade letztere Verordnung wird im Homeoffice ganz sicher nicht immer eingehalten; erst recht nicht während der Pandemie, als zum Beispiel arbeitende Eltern tagsüber Kinder betreuten und dann spätabends noch mal an den Rechner gingen. Mobiles Arbeiten ist in einem hohen Maß eigenverantwortliches Arbeiten – und deshalb auch eigenverantwortliches Pausemachen. Da ist es erst mal ziemlich egal, ob das Gesetz oder der Arbeitgeber anderes vorschreibt. Tatsächliche Arbeitszeiten lassen sich außerhalb des Büros einfach schwer überprüfen. Es bleibt uns also wenig anderes übrig, als uns selbst zu überprüfen und immer wieder daran zu erinnern.

Erst recht, wenn Pausen kein essenzieller Bestandteil der Unternehmenskultur sind – und im internationalen Vergleich gehört Deutschland nicht gerade zu den klassischen Pausen-Ländern[58]. Eine Mittagspause von 30 bis 45 Minuten ist zwar in den allermeisten Firmen die Regel, doch längere Kaffeepausen zwischendurch werden eher nicht so gerne gesehen. Anders als in Schweden, wo die sogenannte »Fika« zelebriert wird, eine ausführliche Kaffeepause, während der man sich mit Kolleg:innen primär über Privates austauscht, gern auch mehrmals am Tag. Die Tea Time hat in Großbritannien einen ähnlichen Stellenwert, auch hier geht es darum, bei einem Heißgetränk innezuhalten – und zwar nicht am Schreibtisch. In Frankreich oder der Schweiz dagegen hat eine ausführliche Mittagspause Tradition, in der man mit den Kolleg:innen gern auch mal länger als eine Stunde beieinandersitzt und im Anschluss noch einen Kaffee trinkt. Eine längere Unterbrechung des Arbeitstages kennen auch die südeuropäischen Länder, Spanien beispielsweise, wo die Menschen ihre Arbeitsplätze am Mittag oft für mehrere Stunden verlassen, etwa für eine Siesta zu Hause. Dafür dauert der Arbeitstag aber auch in der Regel deutlich länger als hierzulande. In Japan, wo man ebenfalls häufig bis in den späten Abend hineinarbeitet, schlafen die Menschen tagsüber manchmal sogar am Arbeitsplatz.

Pausen können also sehr unterschiedlich aussehen, und sie hängen stark mit den Gepflogenheiten des jeweiligen Landes und mit der Art der Arbeit zusammen. Grundsätzlich unterscheiden Expert:innen aber zwischen zwei Hauptpausentypen: der aktiven Pause und der absoluten Ruhepause wie Schlaf. Interessanterweise lassen sich da auch wieder Parallelen zur Trainingswissenschaft ziehen, die häufig aktive Pausen nutzt, um einen gegensätzlichen Trainingsreiz zu setzen, Mobilisierungseinheiten zum Beispiel, Massagen oder lockeres Radfahren. Der Körper soll auf diese Weise weiter gepflegt und wieder auf die eigentliche Belastung vorbereitet werden. Helen Heinemann arbeitet in ihrem Buch »Irgendwas muss anders werden« ebenfalls mit diesem Gedanken. Sie schreibt: Die Stresshormone »Adrenalin und Cortisol können wir ja einerseits durch Bewegung, andererseits aber eben auch durch Pausen, durch eine Unterbrechung senken. Der Wechsel tut gut. Wer lange wie eingefroren am PC gesessen hat, sollte sich bewegen, in die Weite blicken. Wer lange geschwiegen hat, plaudere mit jemandem. Wer viel geredet hat, wird in der Pause eher still sein.«[59]

Während sich ein Mensch, der sich während der Arbeit so gut wie gar nicht bewegt hat, in der Pause eher aktivieren sollte, also aufstehen, sich räkeln, das Fenster öffnen, um frischen Sauerstoff in den Raum zu lassen, vielleicht eine Runde spazieren oder ein paar Treppen steigen, würden sich etwa Bauarbeiter zum Krafttanken eher zurückziehen und kurz die Augen schließen. Neue Energie können wir also offenbar häufig aus dem Gegenteil dessen schöpfen, das wir zuvor getan haben.

Heinemann beschreibt noch einen weiteren Ansatz, wie sich Pausen aktiv verbringen lassen, und der hängt mit dem Hormon Oxytocin zusammen: »Das sogenannte Kuschelhormon nimmt den Stress, stärkt das Vertrauen und unser Gefühl von Verbundenheit.« Berührungen anderer Menschen, aber auch das Streicheln von Tieren, ein leichter Wind auf der Haut, ein feiner Geruch, schöne, berührende Bilder oder köstliches Essen bewirkten, dass im Körper Oxytocin ausgeschüttet werde. »Deswegen sollten wir nicht nur eine bewegte Pause, sondern auch eine genüssliche bewegte Pause machen. Etwas Köstliches tun.«[60] Etwas, woran man sich erfreut.

Wenn man diese Hinweise berücksichtigt, überrascht es zunächst ein bisschen, dass Forscher:innen der Durham-Universität im Rahmen der weltweit größten Studie, die bislang zum Thema Ruhe veröffentlicht wurde[61], herausfanden, dass die meisten der befragten 18.000 Menschen aus 135 Ländern sich am besten beim Lesen erholen können. Ein Grund dafür dürfte sein, dass wir uns selten geistig so sehr in etwas versenken können wie in eine gelesene Geschichte: Wir konzentrieren uns dann nur auf eine Sache, können nebenher nichts anderes machen, außer irgendwo rumzuliegen oder zu sitzen, sind – im Gegensatz zum Fernsehen, das ja auch ohne unser Zutun weiterläuft – ganz bei uns, in unserem Kopf. Wenn wir lesen, sind wir dafür verantwortlich, dass es weitergeht, und wenn wir nicht gerade auf dem Smartphone lesen (wenn, dann Flugmodus an!), können wir äußere Störungen weitgehend ausschalten. Auf Platz zwei der besten Erholungstätigkeiten landete bei der Untersuchung Zeit in der Natur, gefolgt von Zeit mit sich selbst verbringen, Musik zu hören und »gar nichts Besonderes machen«. Nicht unter den Top fünf: Zeit mit Freund:innen oder der Familie verbringen und Sport. Der Sozial- und Leistungsdruck, der davon ausgehen kann, führt bei vielen Menschen offenbar wieder zu einer Form von Stress, die sie daran hindert, sich wirklich und nachhaltig zu erholen.

Ich finde, dass das eigentlich eine gute Nachricht ist. Denn wenn man die Ergebnisse der Studie zugrunde legt, braucht man gar nicht viel, um eine richtig gute Pause zu machen. Das Wichtigste ist Zeit, Zeit für sich. Sie steht uns zu, wir müssen sie uns nur nehmen. Dazu haben wir jedes Recht.

KONTROLLE IST GUT, VERTRAUEN KANN BESSER

Vor einiger Zeit habe ich ein Interview mit dem Psychologieprofessor Martin Schweer geführt[62]. Schweer leitet das Zentrum für Vertrauensforschung an der Universität Vechta, dem einzigen seiner Art in Deutschland. Was Vertrauen so wichtig mache, dass es ein eigenes Forschungszentrum dafür brauche, fragte ich ihn – und die Antwort hat mich beeindruckt: »Vertrauen ist elementar, wenn wir soziale, gesellschaftliche, ökonomische und politische Probleme lösen wollen: Wie gehen wir mit einer Pandemie um? Wie gehen wir mit Nachhaltigkeit um? Wie gehen wir mit Diskriminierung um? Wie gehen wir mit einer zunehmenden Spaltung der Gesellschaft um? Ich sage das so unbescheiden, weil wir mittlerweile wissen, dass es keinen Lebensbereich gibt, in dem Vertrauen nicht ein tragendes Element des Miteinanders darstellt.« Der

Psychologe definiert Vertrauen als »die subjektive Sicherheit, sich in die Hand von anderen begeben zu können«.

Und genau deshalb ist Vertrauen im mobilen Arbeiten so entscheidend. Damit mehrere Menschen gemeinsam an einer Sache arbeiten können, obwohl sie sich physisch nicht nah sind, müssen sie sich vertrauen. Vertrauen schafft den unsichtbaren Raum, in dem Gemeinsamkeiten trotz räumlicher Trennung stattfinden können, es baut Brücken zwischen Kolleginnen und Kollegen, zwischen Vorgesetzten und Mitarbeiter:innen, über die man jederzeit gehen kann, ohne Angst zu haben, dass sie einstürzen, wenn die Erde mal ein bisschen wackelt. Besonders klar wird die Bedeutung von Vertrauen im Homeoffice, wenn man es mit einer Fernbeziehung vergleicht: Zwei Menschen teilen ein großes Projekt, in dem Fall ihre Liebe, ihre Zusammengehörigkeit. Weil sie aber viel Zeit getrennt voneinander verbringen, müssen sie darauf vertrauen, dass die jeweils andere Person dieselben Absichten und Ziele verfolgt, dasselbe Werteverständnis besitzt, dieselben Maßstäbe an Verbundenheit, an Individualität und Freiheit anlegt. Sobald auch nur das geringste Misstrauen auf einer Seite auftaucht, kann das gesamte Konstrukt ins Wanken geraten, weil dann schnell die ganz großen Fragen aufgeworfen werden: Schätzt sie mich doch nicht so sehr, wie sie immer vorgibt? Trifft er sich vielleicht heimlich mit jemand anderem? Warum sieht sie so mitgenommen aus – verschweigt sie mir etwas?

»Offene und ehrliche Kommunikation ist essenziell im mobilen Arbeiten«, sagt Hannah Schade vom Leibniz-Institut für Verhaltensforschung an der TU Dortmund. Wie für jede andere zwischenmenschliche Beziehung gelte auch hier: »Alle Beteiligten müssen das Gefühl haben, sie können sich mit ihren Anliegen jederzeit bei jemandem melden, der ihnen aufrichtig zuhört. Es ist fatal, wenn man als Mitarbeiterin oder Mitarbeiter Angst hat, bei Problemen Fragen zu stellen, weil es keine gute Kommunikationskultur im Homeoffice gibt. Dann fühlt man sich sehr schnell einsam und abgehängt. Umgekehrt bekommt der oder die Vorgesetzte irgendwann nicht mehr mit, was die Mitarbeiterinnen und Mitarbeiter beschäftigt, ob sie über- oder unterfordert, erschöpft oder frustriert sind«, sagt Schade. Auch ihrer Ansicht nach stellt das mobile Arbeiten Führungskräfte vor eine riesige Herausforderung. Sie müssten die richtige Balance zwischen Vertrauen und Kontrolle finden, denn: »Dem Team blind zu vertrauen, also absolutes Laissez-faire walten zu lassen, tut auch niemandem gut. Untersuchungen zeigen, dass Menschen sich in so einer völlig freien Situation häufig überarbeiten, weil Vorgesetzte meist gar nicht wissen, wieviel Aufwand einzelne Aufgaben tatsächlich bedeuten.« Hinzukomme, dass die meisten Menschen im Homeoffice von sich aus schon mehr arbeiteten, weil der Vertrauensvorschuss, den sie von ihren Vorgesetzten erhielten, sie intrinsisch so stark motiviere, dass die Leistung oft automatisch nach oben gehe. »Sie nehmen sich dann als autonome Wesen mit Handlungsspielräumen wahr, das Gefühl der Selbstbestimmung steigt. Es liegt in der Natur des Menschen, dass er zeigen möchte, was er kann. Wir wollen uns als kompetent erleben, als selbstkontrolliert, das tut uns gut und stärkt unseren Selbstwert«, sagt Schade.

Das Vertrauen des Chefs oder der Chefin motiviert also, zu viel Vertrauen ist aber auch nicht gut? »Wenn Vertrauen bedeutet, dass man alle einfach nur machen lässt, kann das nach hinten losgehen, genau«, sagt Schade. Sie empfiehlt deshalb, dass Vorgesetzte und Angestellte gemeinsam Ziele vereinbaren, die in einem realistischen Zeitplan verankert werden. »Dann muss sich die Führungskraft keine Gedanken darüber machen, ob ein Teammitglied in der Arbeitszeit vielleicht ab und zu etwas ganz anderes tut, Wäsche aufhängt, den Rasen mäht oder privat telefoniert. Es zählt, dass die vereinbarten Ziele in der vereinbarten Zeit erreicht werden.« Dafür sei ein fortwährender Austausch nötig, sagt Schade. Man müsse immer wieder gemeinsam und auf Augenhöhe überprüfen, ob die Ziele weiterhin für alle sinnvoll sind oder ob man sie anpassen sollte. Grundsätzlich seien mittelgroße, aber überschaubare Aufgaben ideal im Homeoffice, denn sie eröffneten einerseits eigene Handlungsspielräume, ließen die Mitarbeiter:innen aber auch nicht zu lange ohne Rückmeldung in der Luft hängen.

Der Führungskräftecoach Markus Jotzo nennt in seinem Podcast »Führen wie ein Löwe«[63] ein weiteres Werkzeug, mit dem Vorgesetzte eine vertrauensvolle Atmosphäre in ihrem Team schaffen können: Indem sie immer mal wieder von eigenen schwierigen Momenten berichten, von Problemen, deren Lösung sie nicht sofort parat hatten, inneren Konflikten oder den eigenen Unsicherheiten, die diese neue Form des Arbeitens mit sich bringt, könnten sie das Verständnis füreinander stärken. Es tue gut zu merken, dass man mit seinen Sorgen und Problemen nicht allein ist, sagt auch Hannah Schade. »Denn man sieht ja nicht, womit die Kolleginnen und Kollegen so kämpfen, wenn sie nicht am Schreibtisch nebenan sitzen.«

Überhaupt spiele nicht nur das Vertrauen zwischen Vorgesetzten und Mitarbeiter:innen eine entscheidende Rolle für das Gelingen des mobilen Arbeitens. Auch das horizontale Vertrauen, also jenes zwischen gleichgestellten Kolleg:innen sei extrem wichtig: »Das Gefühl, dass ich mich auf meine direkten Kolleginnen und Kollegen verlassen kann, ist sehr mächtig. Es hat Einfluss darauf, wie gut ich von der Arbeit abschalten kann – und sogar darauf, wie gut ich schlafe«, sagt Schade. Denn nur wenn man darauf bauen könne, dass alle im Team ihre Arbeit gewissenhaft verrichteten und zur Not auch mal einspringen könnten, falls man selbst ausfalle oder im Urlaub sei, könne man die Gedanken an die Arbeit zwischendurch wirklich loslassen.

Als ob das Abschalten im Homeoffice an sich nicht schon schwierig genug wäre, hängt die Fähigkeit dazu zu einem gewissen Maß also auch noch von Dingen ab, die man selbst nicht in der Hand hat. Was wir aber beeinflussen können, ist die Beziehung zu unseren Kolleg:innen, zumindest ein Stück weit: Habe ich das Gefühl, dass ich mich den anderen in meinem Team wirklich zeigen kann? Und umgekehrt: Gebe ich ihnen das Gefühl, dass sie sich öffnen können bei mir? Kann der Kollege mir sagen, wenn ihn etwas bedrückt? Kann ich vor der Kollegin ohne große Bedenken einräumen, einen Fehler gemacht zu haben? Es geht nicht darum, beste Buddys zu werden, sondern um eine vertrauensvolle und ehrliche Arbeitsbeziehung. Die hilft sowohl dabei, besser miteinander arbeiten zu können, als auch dabei, sich im Homeoffice weniger allein und isoliert zu fühlen. »Wir sehen ganz klar, dass Teams, die schon vertrauensvoll miteinander gearbeitet haben, bevor sie ins Homeoffice gingen, deutlich besser mit dieser Situation klarkommen«, sagt Schade. Eine Vertrauenskultur über die Distanz aufzubauen und zu erhalten, etwa weil man erst in der Homeoffice-Situation Mitglied eines Arbeitsteams wurde, ist eine Herausforderung für alle Beteiligten und benötigt viel Fingerspitzengefühl.

All die Studien, die besagen, dass Menschen im Homeoffice eher mehr als weniger arbeiten, all die psychologischen Hinweise darauf, dass eine vertrauensvolle Atmosphäre die Mitarbeiter:innen anspornt, scheinen mancherorts allerdings noch immer nicht angekommen zu sein. Denn tatsächlich berichten Menschen auch immer wieder davon, dass ihre Arbeitgeber:innen mit spezieller Software ausspionieren würden, was sie auf ihrem Rechner so trieben neben der eigentlichen Arbeit. Und in ganz krassen Fällen sollen sogar Privatdetektive engagiert worden sein, deren Auftrag es war, zu überprüfen, ob die Angestellten zu bestimmten Zeiten tatsächlich zu Hause vor dem Computer saßen. Was klingt wie ein schlechter Krimiplot, komme wirklich ab und an vor, sagt Hannah Schade, zum Glück aber selten. Für sie wirft diese extreme Form der Kontrolle mehr Probleme auf, als dass sie Lösungen bietet: »Aus psychologischer Sicht fördert so etwas nicht die Produktivität, im Gegenteil. Bei starker Überwachung sinkt die intrinsische Motivation, gleichzeitig steigt die Tendenz, Dienst nach Vorschrift zu machen«, sagt sie.

MEHR LEBEN LEBEN – EIN AUFRUF ZUR SELBSTVERTEIDIGUNG

Lassen Sie uns diese Überlegungen mit einem Gedankenexperiment abschließen. Wenn Sie sich Ihr Ich vor zwanzig Jahren in Erinnerung rufen: Wie ging es Ihnen da? Falls Sie Anfang des neuen Jahrtausends bereits gearbeitet haben: Haben Sie sich im Job häufig gestresst gefühlt? Ausgebrannt? Und wenn Sie jünger sind und erst seit Kurzem arbeiten (oder noch gar nicht): Wie viele SMS haben Sie vor zwei Jahrzehnten pro Tag bekommen, wie viele Telefonanrufe? Haben Sie damals schon manchmal das Gefühl gehabt, den Überblick über all die E-Mails und Briefe zu verlieren? Sie ahnen, worauf ich hinauswill. Die exponentiell wachsende Digitalisierung bereichert unser Leben und vereinfacht es in vielen Bereichen. Sie macht es aber auch dichter und rastloser. Anstrengender, vor allem für unseren

Geist. Und weil der eine Einheit mit unserem Körper bildet, kann es zu so fatalen Befunden kommen wie in der eingangs zitierten Studie der UN, die besagt, dass tödliche Herzerkrankungen und Schlaganfälle mit Arbeitsbezug zwischen 2000 und 2016 stark zugenommen haben. Dass also nicht nur immer mehr Menschen ausbrennen durch die Arbeit, sondern auch mehr Menschen ihr Leben an sie verlieren.

Krankenkassen vermelden regelmäßig, dass die Zahl der Menschen mit Burnout-Syndrom und Depressionen steigt; die AOK etwa zählte 2018 durchschnittlich 5,7 Arbeitsunfähigkeitsfälle je 1000 Mitglieder aufgrund einer Burnout-Diagnose. Die Diagnosehäufigkeit habe sich im vergangenen Jahrzehnt fast verdreifacht, heißt es. Und die Kaufmännische Krankenkasse schreibt in einer Untersuchung: »Ärzte diagnostizierten 2017 bei rund 24.500 Versicherten ein Burnout-Syndrom – ein drastischer Anstieg von rund 115 Prozent gegenüber dem Jahr 2007.«[64]

Psychische Erkrankungen sind die dritthäufigste Ursache von Arbeitsunfähigkeit in Deutschland, »das Arbeitsunfähigkeitsvolumen aufgrund von Depressionen hat sich seit dem Jahr 2000 mehr als verdoppelt«, heißt es in einer Zusammenfassung von Statista[65], einem deutschen Online-Portal für Statistiken und Datenerhebung. Ausfallzeiten kosteten die deutsche Wirtschaft im Jahr 2019 88 Milliarden Euro – so viel, wie ein klarer Work-Life-Cut vermutlich niemals kosten würde (im Gegenteil: Die Erfahrungen aus Schweden und anderen Ländern mit reduziertem Arbeitspensum zeigen ja, dass die Produktivität der

Arbeitnehmer:innen und damit auch die Wirtschaftlichkeit ihrer Arbeitgeber bei kürzerer Arbeitszeit sogar zunimmt).

Das alles sind erschreckende Zahlen, aber noch erschreckender ist: Sie stammen aus der Zeit vor der Pandemie. Expert:innen wie der Arbeitszukunftsforscher Sven Göth warnen, dass die Burnout-Raten in den vergangenen zwei Jahren durch entgrenztes Arbeiten und die fehlende Work-Life-Balance noch einmal zugenommen hätten. Das deckt sich mit meinem Gefühl, dass so viele Menschen um mich herum müde sind und sich ausgebrannt fühlen. Die Journalistin Teresa Bücker forderte deshalb in einem Text im *SZ-Magazin* im Frühjahr 2021[66], dass alle Menschen nach Ende der Pandemie erst mal offiziell verordnete und erlaubte Erholung vom Leben während der vergangenen zwei Jahre bräuchten: »Der Corona-Bonus, den alle verdienen, ist mehr freie Zeit. Wir brauchen Corona-Sonderurlaub auch nach der Pandemie, damit wir nach einer langen Zeit, in der neben der Arbeit kaum etwas stattfand, wieder spüren können, warum wir auf der Welt sind.« Ich finde, das ist eine sehr gute Idee.

Aber ich finde auch, dass es dringend mehr braucht als nur Symptombekämpfung, um gesund zu werden – und zu bleiben. Es braucht neue Ansätze und neue Perspektiven, um zu verhindern, dass wir alle auch ohne Pandemie erschöpfter und erschöpfter werden. Denn die Corona-Krise hat viele von uns müder gemacht als je zuvor, aber sie hat damit ja nicht angefangen. Sie hatte ein leichtes Spiel, weil ohnehin so viele Menschen längst erschöpft waren. Deshalb wäre es absolut richtig und wichtig, wenn wir uns alle erst mal erholen und wieder spüren (lernen), was das Leben ausmacht. Aber die nächste Frage muss dann sein: Wie können wir es schaffen, dass Arbeit uns nicht mehr so fertigmacht? Und zwar nie mehr?

Sven Göth sagte im Gespräch mit der *Zeit*[67]: »In der Post-Corona-Arbeitswelt werden wir uns ganz intensiv fragen müssen: Wie schafft man ein ausgleichendes Erlebnis zur Arbeit? Und: Macht der Mensch das selbst oder bietet der Arbeitgeber das an? Campus-Areale wie das von Google oder anderen großen Tech-Unternehmen werden in Zukunft noch wichtiger werden. Arbeitsorte, an denen sich beides verbindet: Freizeit und Arbeit, Struktur und Unabhängigkeit.«

Ich stimme Göth grundsätzlich zu: Es braucht mehr ausgleichendes Erlebnis zur Arbeit. Den Ansatz, dass die Arbeitsorte der Zukunft Freizeit und Arbeit räumlich verbinden sollen, sehe ich aber auch kritisch. Denn im Grunde sorgt dieses Konzept nicht nur für eine endgültige Entgrenzung von Arbeit und Privatleben. Es denkt neben der Arbeit an sich auch das Akku-Aufladen gleich mit (so wie neue Smartphone-Generationen längst den Schlaf- und Ruhe-Modus gleich mitdenken, die Hersteller wollen sich ja nicht vorwerfen lassen, nicht verstanden zu haben, was ihre Geräte mit ihren Nutzer:innen machen.) Man kann diese Arbeitsplatzgestaltung als umfassend und nachhaltig ansehen, als Gegenentwurf zu all den Unternehmen, die es ihren Angestellten noch immer so schwer machen Job und Privatleben zu verbinden. Oder aber als die Perfektionierung einer Selbstausbeutungs-Maschinerie, in der alles auf die größtmögliche Leistungsfähigkeit der Mitarbeiter:innen ausgerichtet ist.

Zusätzlich kann so eine Bindung an das Unternehmen entstehen, die es schwer macht, die echten eigenen Bedürfnisse wahrzunehmen. Tut es mir wirklich so gut, mich nach der Arbeit im firmeneigenen Fitnessstudio auszupowern – oder täte es mir nicht viel besser, zu Hause noch einen ausgedehnten Spaziergang zu machen, ohne dass ich Kolleg:innen über den Weg laufe? Wähle ich den Krippenplatz auf dem Firmengelände, weil ich ihn einfach haben kann und dann nach der Elternzeit schneller zurück im Job bin oder weil mir das pädagogische Konzept wirklich gefällt?

Es besteht die Gefahr, dass wir uns blenden lassen von solchen Angeboten, weil wir annehmen, dass sie unser Leben einfacher machen. Natürlich kann das so sein. Aber man sollte sich dabei immer wieder ins Gedächtnis rufen, dass dahinter auch einiges an Kalkül der Unternehmen stecken dürfte. Ich glaube deshalb, dass jede Person, die sich mit ihrer eigenen Arbeit der Zukunft beschäftigt, als Erstes für sich klären sollte: Wie wichtig ist der Job mir wirklich? Und wie wichtig ist es mir, ein erfülltes Leben neben der Arbeit zu haben?

KASSENSTURZ: WIE VIEL BRAUCHT ES WIRKLICH, UM GLÜCKLICH ZU SEIN?

Ich möchte niemanden dazu auffordern, die eigene Arbeit weniger ernst zu nehmen. Wenn jemand Befriedigung darin sieht, viel zu arbeiten, sich so verwirklichen kann: wunderbar. Aber in etlichen Fällen scheint da in den vergangenen Jahren und Jahrzehnten und vor allem in der Generation der Millennials, also jener zwischen 1981 und 1998 Geborenen, etwas in eine Schieflage geraten zu sein: Menschen denken, sie brauchen die Arbeit, um glücklich zu sein, um sich erfolgreich und selbstwirksam zu fühlen. Und gleichzeitig machen sie sich mit dieser Überzeugung das Leben oft schwer, weil sie der Arbeit so viel unterordnen. Wie viele Menschen arbeiten, um sich das Leben leisten zu können, von dem sie als junge Menschen geträumt haben – haben dann aber keine Zeit oder Energie mehr, um dieses Leben zu leben? Und wie viele Unternehmen kalkulieren mit genau diesem Arbeitsübereifer, kultivieren ihn vielleicht sogar, indem sie den Wettbewerb unter den Mitarbeiter:innen noch anfachen, und profitieren so von der Angst Einzelner, nicht mehr zu genügen und durchs Raster zu fallen, wenn man nicht immer Vollgas gibt?

Natürlich müssen wir von irgendetwas unsere Wohnung

bezahlen, den Inhalt unseres Kühlschranks, Klamotten, Bücher, Reisen, die Kita. Das Leben ist teuer, gerade in den Großstädten, und viele Menschen haben kaum eine andere Wahl, als sich abzurackern. Alleinerziehende etwa, die vom Staat in vielen Belangen alleingelassen werden, das zeigten die vergangenen zwei Jahre schmerzlich. Oder Menschen, die in Jobs arbeiten, für die sie viel zu wenig Geld und Anerkennung bekommen, und die sich trotzdem verausgaben, um auch nur den Hauch einer Chance auf das Leben zu haben, das sie sich für sich und ihre Familien wünschen. All diese Menschen meine ich ausdrücklich nicht in meinen folgenden Ausführungen, auch wenn sich für sie ebenfalls etwas ändern muss. Doch das haben leider weniger sie selbst in der Hand als der Staat, der ihnen das Leben in so vielen Belangen mühsam macht und deshalb dringender Reformen bedarf – gerade in der Familien- und Sozialpolitik, bei der Kinderbetreuung oder in der Besteuerung des Familieneinkommens, die unter anderem das Teilzeitarbeiten oft so unattraktiv macht.

Wen ich meine, sind jene Menschen, denen es vergleichsweise gutgeht. Die in guten Jobs arbeiten und am Ende des Monats eine Summe von ihrem Arbeitgeber überwiesen bekommen, mit der es sich ordentlich leben lässt. Und die dennoch so häufig das Gefühl haben, noch mehr schaffen zu müssen. Entweder, um sich als wertvolles Mitglied der Leistungsgesellschaft fühlen zu können, von dem Arbeitseifer und Karrierestreben erwartet wird, oder aber, um sich ein noch ordentlicheres Leben leisten zu können. Das ist der Punkt, an dem ich ansetzen und fragen möchte: Braucht es wirklich immer mehr, um glücklich und zufrieden zu sein?

Studien zeigen, dass oft diejenigen Menschen ein glücklicheres Leben führen, denen Geld nicht am wichtigsten ist, sondern die auch Zeit für sich wertschätzen können. So hat ein Team um den Psychologen Andrew T. Jebb von der Purdue University 1,7 Millionen Menschen aus 167 Ländern gefragt[68], bei welcher jährlichen Einkommenshöhe sie die höchste Lebenszufriedenheit und das höchste emotionale Wohlbefinden spürten. Die Forschenden wollten herausfinden, welchen Einfluss das Gehalt auf das sogenannte Konstrukt des »subjective well-being (SWB)« hat, also des subjektiven Wohlbefindens. Das Ergebnis: In Westeuropa liegt dieser Wert bei etwa 100.000 Dollar pro Person, das entspricht etwa 86.000 Euro. Verdienten die Menschen mehr, sank die Zufriedenheit eher wieder – was laut Jebb wohl nicht an der Höhe des Einkommens selbst liegt, sondern an den Kosten, die damit einhergehen, sprich: weniger Zeit für sich, eine höhere Arbeitsbelastung und viel Verantwortung.

86.000 Euro, so viel muss man erst mal verdienen, mögen Sie jetzt denken, und zweifellos ist das sehr viel Geld. Ein Gehalt, von dem der Großteil der Menschheit nur träumen kann. Zum Vergleich: In Deutschland betrug das durchschnittliche Bruttojahreseinkommen im Jahr 2020 37.141 Euro[69]. Doch die Studie trägt eben die recht banale, aber entscheidende Erkenntnis in sich, dass Geld und berufliche Verwirklichung alleine nicht glücklich machen.

IST WENIGER MEHR?
DAS TEILZEITMODELL

Das ist ein Grund, weshalb vor allem in Ländern, in denen das Lohnniveau grundsätzlich eher hoch ist, Teilzeit immer attraktiver wird – denn natürlich muss man es sich erst mal leisten können, weniger zu arbeiten. Es überrascht deshalb nicht, dass es gerade in der Schweiz viele Menschen gibt, die nicht vollbeschäftigt sind. Laut Statistiken arbeitet dort jede dritte aktive Person mit einem reduzierten Arbeitspensum, womit die Schweiz im europäischen Vergleich hinter den Niederlanden auf dem zweiten Platz rangiert. Die Journalistin Nicole Rütti schrieb dazu in der *Neuen Zürcher Zeitung*[70]: »So gibt es in den EU-Ländern einen positiven Zusammenhang zwischen dem Lohnniveau und dem Anteil der teilzeitbeschäftigten Frauen (und Männer). Während er in Tieflohnländern wie Polen oder Ungarn nur zwischen 5 und 20 Prozent liegt, arbeiten in Hochlohnländern (...) 40 Prozent der weiblichen Beschäftigten zu einem reduzierten Pensum. Mit steigendem Lohnniveau nimmt somit auch die Teilzeitbeschäftigung zu.«

Das Interessante daran: In der Schweiz gibt es auch eine besonders hohe weibliche Beschäftigungsquote. Rütti macht das an dem »vergleichsweise flexiblen Arbeitszeitmodell« fest; es ermögliche Frauen, »sich verstärkt am

Arbeitsmarkt zu integrieren«. Die Rechnung scheint einfach: flexiblere Arbeitszeiten = bessere Vereinbarkeit von Beruf und Privatleben = weniger Stress = zufriedenere Arbeitnehmer:innen = zufriedenere Arbeitgeber. Gleichzeitig gibt es in der Schweiz, in der das traditionelle Familienbild vielerorts noch stark gepflegt wird, Ansätze, auch mehr Männer in Teilzeitarbeit zu bringen, etwa das Projekt »Der Teilzeitmann«[71]: »Den Männern soll auf diese Weise ermöglicht werden, sich mehr in den Familienalltag einzubringen und mehr Zeit mit ihren Kindern zu verbringen. Aber auch andere Faktoren – wie Stressreduktion, Prävention von Burnouts oder höhere Lebensqualität – sprechen im Urteil der Initianten für vermehrte Teilzeitarbeit«, schreibt Rütti. Eine Studie der Harvard-Universität[72] zeigt außerdem einen netten Nebeneffekt solch einer Arbeitskultur auf: Würden Firmen lange Arbeitszeiten nicht mehr überproportional bezahlen und im Gegenzug damit die unbezahlte Carearbeit noch unattraktiver machen, würde sich auch die Lohnschere zwischen den Geschlechtern weiter schließen.

Ich beobachte, dass auch in meinem beruflichen Umfeld, im Freundes- und Bekanntenkreis mehr und mehr Menschen Gefallen an der Idee der Teilzeitarbeit finden. Und zwar nicht nur Mütter und Väter, die nach der Elternzeit mit reduzierter Arbeitszeit zurückkehren, um am Nachmittag mit ihren Kindern auf den Spielplatz gehen zu können. Auch ein kinderloser Freund, der durch die Kurzarbeit während der Pandemie einen Tag weniger pro Woche gearbeitet hat, kämpft gerade darum, diesen Tag für sich zu behalten. Weil er es sich leisten kann, natürlich. Aber auch, weil er gespürt hat, wie viel besser es ihm so geht, wie viel ausgeglichener und zufriedener er ist.

Die Wissenschaft weiß das längst, darauf fußt unter anderem das schwedische Versuchsmodell des Sechsstundentages. Denn diese klassischen acht Stunden Arbeit pro Tag, 40 Stunden pro Woche waren ursprünglich ja mal gedacht für Arbeitende, die sich um nicht viel anderes kümmern müssen, weil ihnen der Partner oder (meistens) die Partnerin den Rücken freihielt, indem sie einkaufte, kochte, putzte, die Kinder versorgte, das Sozialleben am Laufen hielt. Heute beträgt das Arbeitspensum in vielen Familien addiert weit über 100 Prozent – meist zulasten der psychischen Gesundheit der Beteiligten.

Auch wissenschaftliche Untersuchungen wie diese, die im Magazin *Time & Society* erschienen ist, zeigen, dass viele Menschen gern weniger arbeiten würden[73]. Dafür befragten britische Forschende vierzig Männer und Frauen aus Großbritannien und Irland, die sich freiwillig dafür entschieden hatten, ihre Arbeitszeit zu reduzieren, zu ihren Motiven. Die Teilnehmer:innen nannten vor allem drei Aspekte: erstens Störfaktoren in ihrem Job, etwa lange Arbeitszeiten, Überstunden, zu hohe Arbeitslast und psychische Belastung. Zweitens Dinge, die sie während der Vollbeschäftigung in ihrem Leben vermissten, etwa mehr Zeit für sich, mehr Autonomie, mehr Kontrolle. Und drittens »die Einsicht, dass das Leben fragil und endlich ist. Vielen Befragten wurde nach eigenen Angaben im Verlauf ihres Vollzeitjobs klar, dass sie größere Teile ihrer begrenzten Lebenszeit mit Dingen verbringen wollten, denen ihre Leidenschaft wirklich galt«, heißt es in einer Analyse des »Businessinsiders« zu der Studie[74]. Die finanziellen Einbußen nahmen die Befragten zwar wahr, aber nicht als so gravierend, als dass sie ihre Wahl bereut hätten. Entscheidend schien auch, dass viele der Menschen dezidiert nicht nur in Teilzeit gegangen waren, um besser für ihre Kinder sorgen zu können – sondern vor allem auch, um sich selbst besser zu umsorgen.

Na dann, möchte man jetzt rufen, lasst uns doch alle sofort in Teilzeit arbeiten! Erst recht, wenn die Unternehmen auch davon profitieren! Aber so einfach ist es nicht. Natürlich nicht. Wer schon mal in einem Vorstellungsgespräch saß und die betretene Stille erlebt hat nach der Frage, ob die Stelle auch in Teilzeit zu besetzen sei, weiß das. In vielen Firmen hält sich – aller wissenschaftlichen Evidenz und allen Erfahrungswerten zum Trotz – die Überzeugung, dass nur eine Vollzeitarbeitskraft eine vollwertige Arbeitskraft ist. So galt bislang auch die unausgesprochene Regel, dass ein verringertes Arbeitspensum Karrierechancen verringert und Führungspositionen praktisch unmöglich macht (was in vielen Fällen natürlich Frauen betraf). Es müssen also nicht nur die Arbeitnehmer:innen mehr Teilzeit wollen. Auch die Arbeitgeber:innenseite muss verstehen, dass beide Seiten durch flexiblere Arbeitszeitmodelle gewinnen können – und dass ein faires Lohnniveau für alle unabdingbar ist.

Eine Hoffnung ist, dass die Erfahrungen aus der Pandemie dabei helfen, Teilzeit stärker in unserer Arbeitskultur zu etablieren. Einerseits, weil mehr Menschen weniger arbeiten wollen – da sie in den vergangenen zwei Jahren gelernt haben, wie wertvoll und endlich das Leben ist und dass es aus so viel mehr besteht als der Arbeit. Andererseits, weil die Arbeitgeber:innen gemerkt haben, dass sie ihren Mitarbeiter:innen vertrauen können, dass diese ihre Aufgaben in Eigenregie zur allgemeinen Zufriedenheit erfüllen. Und sie dürften gelernt haben, dass das weniger von einer bestimmten, kontrollierbaren Präsenzzeit im Büro mit teilweise überflüssigen, weil zeitfressenden Meetings abhängt, als von guter Kommunikation, durchdachten Arbeitsstrukturen und gewollter und geförderter Selbstbestimmung.

VON DER GENERATION Z LERNEN, ABZUSCHALTEN

Auf Letzteres sollten sich Arbeitgeber:innen ohnehin stärker einstellen, hat die Generation, die gerade damit anfängt, ein Teil des Arbeitsmarktes zu werden, doch eine ganz andere Vorstellung von Selbstbestimmung und Selbstverwirklichung. Die Generation Z (so nennt die Soziologie diejenigen Menschen, die etwa zwischen 1997 und 2012 geboren sind) habe begriffen, »dass die Träume der Älteren nur selten Realität werden«, schreibt Christian Scholz[75], Professor für Betriebswirtschaftslehre, Personal- und Informationsmanagement an der Universität des Saarlandes. Im Gegensatz zu meiner Generation Y wollen die Z-ler:innen weniger

Wettbewerb und streben weniger nach Karriere. Sie messen stattdessen ihrem Privatleben eine viel größere Bedeutung bei und verteidigen es vehementer gegen Störungen von außen. So halten sie laut Scholz auch nichts vom »Work-Life-Blending«, also von fließenden Grenzen zwischen Arbeit und Privatleben (wie sie der Zukunftsforscher Sven Göth voraussieht). Stattdessen sei der Generation Z eine strikte »Work-Life-Separation«, heißt: Trennung von Arbeit und Leben, extrem wichtig. Als entscheidende Unterschiede zwischen der Generation Y und Z hat Scholz außerdem ausgemacht:

- Die Generation Y möchte rasche Führungsverantwortung, die Generation Z lieber nicht.

- Die Generation Y will am Arbeitsplatz auch mal Kicker spielen oder sich anderweitig zerstreuen. Für die Generation Z wird woanders gespielt und woanders dem Drang nach Fitness nachgegeben – der im Übrigen stärker ist als bei der Generation Y.

- Die Generation Y ist bereit, mit flexiblen Arbeitszeitvorgaben zu leben. Die Generation Z braucht und fordert klare Strukturen (auch in Bezug auf den Arbeitsplatz und das Management ihrer Vorgesetzten). Sie will keine flexiblen Arbeitsverträge, sie möchte reguläre und unbefristete Verträge.

- Die Generation Z will klare, realistische Visionen – und keine illusorischen Versprechungen.

In der Arbeitswelt wird die Generation Z deshalb häufig als sehr fordernd angesehen, wobei sie gleichzeitig nicht bereit sei, im Gegenzug auch viel von sich zu geben. Die wollen alles haben, heißt es dann. Doch wenn ich diesen Ansatz mit den Ansichten meiner Generation vergleiche, frage ich mich: warum *nicht* alles haben wollen? Warum nicht arbeiten und leben gleichzeitig, ohne dass das eine vom anderen abhängig ist? Womöglich geht es dann nicht immer so schnell voran im Job, womöglich ist das aber auch gar nicht das Wichtigste. Sondern dass man dabei gesund und auf lange Sicht sogar motivierter, zufriedener und auch belastbarer bleibt als jene Menschen, die all ihre Energie in dem einen Job verfeuern und nach ein paar Jahren nicht mehr können.

»Die Generation Z wird sich in eine völlig andere Richtung entwickeln, als sich das Unternehmen oder die Politik vielleicht wünschen würden«, meint Scholz[76]. Ich sehe es deshalb als eine Chance an, wenn diese jüngere Generation den Arbeitsmarkt mit ihren Erwartungen an eine Ausgewogenheit von Arbeit und Freizeit unter Druck setzt, sodass dieser sich gezwungen fühlt, sich und seine Strukturen zu überdenken und langfristig zu verändern. Bis dahin wird allerdings noch einige Zeit vergehen.

Uns Y-ler:innen bleibt mit all unserer Leistungsorientiertheit und Bereitschaft, uns für unseren Job aufzureiben, deshalb vor allem eines: Wir müssen lernen, auf den Ausknopf zu drücken. Abzuschalten. Und zwar, weil wir es zur Priorität machen, zur Chefsache in eigener Sache sozusagen. Weil wir wissen, was uns guttut. Weil wir die Kontrolle über die Geräte mit den Ausknöpfen haben und nicht sie über uns. Weil wir sie für uns nutzen und uns nicht mit ihrer Hilfe ausnutzen lassen. Weil wir verstanden haben, dass Arbeit vielleicht ein Teil des Lebens, aber eben nicht alles ist.

Ich möchte Sie zum Abschluss noch einmal zu einem Gedankenexperiment animieren, das mir Katharina Tempel, Psychologin und Coach, in einem Gespräch empfohlen hat[77]. Sie nennt es das Fünf-Millionen-Euro-Spiel: »Stellen Sie sich vor, ein reicher Gönner würde Ihnen fünf Millionen Euro vermachen – unter einer Bedingung: Um das Geld zu bekommen, müssen Sie weiter einer Tätigkeit nachgehen. Sie können frei wählen, welcher.« So kann man sich kurzzeitig zumindest im Kopf von den finanziellen Zwängen und gesellschaftlichen Erwartungen lösen, die einen so großen Einfluss darauf haben, wie wir unser Erwerbsleben gestalten – und sich fragen: Was ist mir wichtig? Worauf habe ich Lust? Was hindert mich? Wie müsste mein Leben aussehen, damit ich glücklicher, zufriedener, weniger erschöpft wäre? Probieren Sie es mal aus, Sie könnten überrascht sein.

ICH DANKE

Jonas, Ida und Mads

Leonie, Susanne und Gunnar

dem Onlinezimmer und den Lagogardisten

Svenja, Birgit, Nannette und Annette

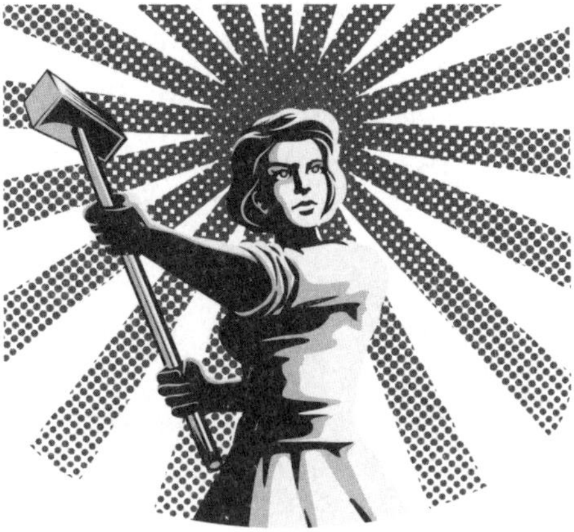

ANMERKUNGEN

1 Sara Peschke, »Wie ich im Homeoffice verlernte, Pausen zu machen«, Artikel vom 23. Februar 2021
sz-magazin.sueddeutsche.de/abschiedskolumne/home-office-pause-89914
Der Artikel war Auslöser zum vorliegenden Buch.

2 Jutta Pilgrim, »Zurück ins Büro, aber wie?«, Artikel vom 10. Oktober 2021
www.sueddeutsche.de/karriere/praesenz-arbeitsplatz-rueckkehr-team-1.5432217

3 Ina Schlie, »Wie Corona die Zukunft der Arbeit verändert«, Artikel vom 2. Oktober 2020
www.nextexitfuture.com/wie-corona-die-zukunft-der-arbeit-veraendert/

4 www.roberthalf.de/presse/chefs-glauben-ein-drittel-der-angestellten-ist-im-home-office-mit-waesche-waschen

5 »Home bleibt Office. PwC-Studie 2021: Der Wunsch nach Homeoffice überwiegt auch im zweiten Corona-Jahr – und wohl auch in Zukunft«

www.pwc.de/de/real-estate/pwcs-real-estate-institute/mehr-home-weniger-office.html

6 »1,7 Milliarden Überstunden – mehr als die Hälfte davon unbezahlt«
www.haufe.de/personal/hr-management/arbeitszeit-ueberstunden-in-deutschland_80_412324.html

7 »Arbeit ist das ganze Leben. In Japan schuften sich Menschen sprichwörtlich zu Tode«
https://stellenmarkt.faz.net/karriere-lounge/work-life-balance/arbeit-ist-das-ganze-leben/

8 »Work-Life-Balance – warum der Begriff in Japan dein Leben retten kann«
www.change-magazin.de/de/warum-work-life-balance-in-japan-dein-leben-retten-kann

9 »Lange Arbeitszeiten kosten Hunderttausende jährlich das Leben«, Artikel vom 17. Mai 2021
www.sueddeutsche.de/wissen/arbeitszeiten-ueberarbeitung-tote-1.5295800

10 https://momentum-leipzig.github.io/Dashboard/HomeOffice.html

11 Mathias Huebener, C. Katharina Spieß, Nico A. Siegel und Gert G. Wagner, »Wohlbefinden von Familien in Zeiten von Corona: Eltern mit jungen Kindern am stärksten beeinträchtigt«, DIW Wochenbericht KW 30 & 31, 2021
https://pure.mpg.de/rest/items/item_3245199/component/file_3245200/content

12 John F. Veiga, Richard N. Dino (2008), »The Impact of Professional Isolation on Teleworker Job Performance and Turnover Intentions: Does Time Spent Teleworking,

Interacting Face-to-Face, or Having Access to Communication-Enhancing Technology Matter?«, Journal of Applied Psychology
https://doi.apa.org/fulltext/2008-16251-016.html

13 DAK-Studie: Homeoffice entlastet Bayerns Beschäftigte. Große Mehrheit hat bessere Work-Life-Balance und ist produktiver – Es gibt auch negative Folgen, 14. Dezember 2020
www.dak.de/dak/landesthemen/studie-homeoffice-2401564.html#/

14 Bertelsmann Stiftung (Hrsg.), Dr. Ingrid Feinsten, Dr. Jörg Habich, Martin Spilker, Home-Office – Eine Erfolgsstory mit Schattenseiten, 10. Mai 2021
www.bertelsmann-stiftung.de/de/publikationen/publikation/did/home-office-eine-erfolgsstory-mit-schattenseiten#0

15 Benedikt Peters, »Ich hab ja Zeit«, Artikel vom 11. Mai 2021
www.sueddeutsche.de/leben/kurzarbeit-pandemie-1.5285849?utm_source=headtopics&utm_medium=news&utm_campaign=2021-05-11

16 Roy F. Baumeister, Kathleen D. Vohs, Dianne M. Tice (2007), »The Strength Model of Self-Control«, Association for Psychological Science
https://journals.sagepub.com/doi/10.1111/j.1467-8721.2007.00534.x

17 Bertolt Meyer, Alexander Zill, Dominik Dilba, Rebecca Gerlach, Susen Schumann, »Employee psychological well-being during the COVID-19 pandemic in Germany:

A longitudinal study of demands, resources, and exhaustion«, International Journal of Psychology, Volume 56, Issue 4, August 2021. https://onlinelibrary.wiley.com/doi/10.1002/ijop.12743

18 https://www.tu-chemnitz.de/tu/pressestelle/aktuell/10589

19 Franziska Schutzbach, »Die Erschöpfung der Frau. Wider die weibliche Verfügbarkeit«, Droemer, München, 2021, S. 15

20 https://www.tu-chemnitz.de/tu/pressestelle/aktuell/10589

21 Bundesministerium für Familie, Senioren, Frauen und Jugend, »Väterreport 2021. Update« www.bmfsfj.de/resource/blob/186176/5ce7892cc4d0ea903321b7ee32e46a52/vaeterreport-update-2021-data.pdf

22 ebd. www.bmfsfj.de/resource/blob/186176/5ce7892cc4d0ea903321b7ee32e46a52/vaeterreport-update-2021-data.pdf, S. 42

23 https://www.dak.de/dak/bundesthemen/dak-studie-homeoffice-potenzial-ist-fast-ausgeschoepft-2447812.html#/

24 https://nbloom.people.stanford.edu/sites/g/files/sbiybj4746/f/wfh.pdf

25 www.roberthalf.de/presse/chefs-glauben-ein-drittel-der-angestellten-ist-im-home-office-mit-waesche-waschen

26 https://deutsche-wirtschafts-nachrichten.de/503930/Der-6-Stunden-Arbeitstag-ist-in-Schweden-ein-Erfolgsmodell

27 Nedra Glover Tawwab, »Grenzen machen uns frei. Ein Wegweiser sich selbst treu zu bleiben«, Narayana Verlag, Kandern, 2021), S.9

28 ebd., S. xiiif.

29 ebd., S. xv

30 ebd., S. 5f.

31 »Nomophobie: Was steckt dahinter?« www.gesundheit.de/wissen/haetten-sie-es-gewusst/medizinische-begriffe/nomophobie-was-steckt-dahinter

32 https://www.faz.net/aktuell/wirtschaft/unternehmen/alphabet-und-microsoft-grosse-gewinner-der-corona-krise-17315403.html

33 www.gesundheitswissen.de/heilpflanzen/heilpflanzen-seelisches-wohlbefinden/cannabidiol-cbd-definition-wirkung-anwendung/

34 »Weltweiter Umsatz der Cannabis Industrie steigt auf über 21. Mrd. US-Dollar«, Artikel vom 21. März 2018 www.charliegreen.de/blogs/magazin/weltweiter-umsatz-der-cannabisindustrie-steigt

35 Sara Peschke, »In aller Munde«, Artikel vom 2. Dezember 2020 https://sz-magazin.sueddeutsche.de/leben-und-gesellschaft/cbd-oel-boom-waehrend-corona-cannabidiol-hanf-entspannung-89508

36 Martin Schramm, »Home-Office. Entlastung oder Last?«, 25. Juni 2020 www.br.de/radio/bayern2/sendungen/iq-wissenschaft-und-forschung/home-office-entlastung-oder-last-100.html

37 Svenja Gräfen, »Radikale Selbstfürsorge. Jetzt! Eine feministische Perspektive«, Eden Books, Berlin, 2021, S. 116f

38 »How Many Productive Hours in a Work Day? Just 2 Hours, 23 Minutes« www.vouchercloud.com/resources/office-worker-productivity

39 »Jeder Zweite fühlt sich vom Burnout bedroht«, Artikel vom 9. April 2018 www.aerzteblatt.de/nachrichten/92312/Jeder-Zweite-fuehlt-sich-von-Burnout-bedroht

40 Helen Heinemann, »Irgendwas muss anders werden. Neue Wege aus der Erschöpfung«, Rowohlt, Hamburg, 2020 S. 75f

41 ebd., S. 79f.

42 https://injuryfacts.nsc.org/work/safety-topics/work-related-fatigue/

43 www.developgoodhabits.com/

44 https://psycnet.apa.org/record/1999-05760-004

45 https://wirtschaftslexikon.gabler.de/definition/nudging-99919

46 https://woopmylife.org/

47 https://sz-magazin.sueddeutsche.de/wissen/erfolg-ziele-gabriele-oettingen-woop-90456

48 ebd.

49 Nedra Glover Tawwab, »Grenzen machen uns frei. Ein Wegweiser sich selbst treu zu bleiben«, Unimedica, 2021

50 www.wido.de/institut-team/team/

51 https://www.sueddeutsche.de/politik/portugal-home-office-anrufverbot-strafen-1.5504457

52 Tawwab, S. xvi

53 »Wer sein Leben besser strukturieren möchte, braucht Mut zur Lücke«, Interview 30. November 2022 https://sz-magazin.sueddeutsche.de/wissen/prioritaeten-zeitmanagement-stress-89429

54 »Ich dachte, ich sei ein fauler Sack«, Interview 17. Mai 2021 https://sz-magazin.sueddeutsche.de/gesundheit/interview-depression-byung-jin-park-90055

55 Tawwab, S. 204

56 www.gesundheitstrends.com/a/schlaf-und-psyche/warum-pausen-wichtig-sind-und-wie-man-sie-nutzen-kann-5591

57 https://karrierebibel.de/pause-machen/#:~:text=Im%20Arbeitsrecht%20f%C3%BCr%20Pausen%20schreibt,sind%20es%20sogar%2045%20Minuten

58 www.workwide.de/kaffeepausen-im-buro/

59 Heinemann, S. 78

60 ebd.

61 https://www.dur.ac.uk/news/newsitem/?itemno=28980

62 »Vertrauen wirkt«, Interview 1. April 2021 https://sz-magazin.sueddeutsche.de/wissen/vertrauen-psychologie-89940

63 www.markus-jotzo.com/de/podcast-fuehren-wie-ein-loewe/

64 www.krankenkasseninfo.de/ratgeber/pressemitteilungen/60531/wenn-arbeit-die-psyche-verbrennt.html

65 https://de.statista.com/statistik/daten/studie/254189/

umfrage/au-volumen-aufgrund-psychischer-erkrankungen-nach-einzeldiagnose/

66 Teresa Bücker, »Ist es radikal, nach Corona lange Ferien zu machen«, Artikel vom 2. März 2021 https://sz-magazin.sueddeutsche.de/freie-radikale-die-ideenkolumne/erschoepfung-nach-der-pandemie-teresa-buecker-89933

67 www.zeit.de/zeit-magazin/leben/2021-04/zukunft-corona-pandemie-mobilitaet-familie-arbeit-wirtschaft-zukunftsforschung/seite-2

68 Andrew T. Jebb, Louis Tay, Ed Diener, Shigehiro Oishi, »Happiness, income satiation and turning points around the world«, 8. Januar 2018 www.nature.com/articles/s41562-017-0277-0

69 https://de.statista.com/statistik/daten/studie/39044/umfrage/monatlicher-verdienst-in-deutschland-seit-2000/

70 Nicole Rütti, »Weshalb Teilzeitarbeit so beliebt ist«, Artikel vom 13.05.2015 www.nzz.ch/wirtschaft/wirtschaftspolitik/weshalb-reduzierte-arbeitspensen-so-beliebt-sind-1.18541444

71 www.maenner.ch/mencare/der-teilzeitmann/

72 Valentin Bolotnyy, Natalia Emanuel, »Why Do Women Earn Less Than Men? Evidence from Bus and Train Operators«, 28. November 2018 https://scholar.harvard.edu/files/bolotnyy/files/be_gendergap.pdf

73 Ursula Balderson, Brendan Burchell, Daiga Kamerade, Senhu Wang, Adam Coutts, »An exploration of the multiple motivations for spending less time at work«, 8. September 2020

https://journals.sagepub.com/doi/full/10.1177/0961463X20953945

74 Julia Beil, »Keine Kinder, trotzdem Teilzeit. Aus diesen Gründen verkürzen Angestellte ihre Arbeitszeit«, 25. September 2020 www.businessinsider.de/karriere/arbeitsleben/keine-kinder-und-trotzdem-in-teilzeit-aus-diesen-gruenden-verkuerzen-angestellte-ihre-arbeitszeit/

75 Prof. Dr. Christian Scholz, »Leben, um zu arbeiten? Arbeiten, um zu leben? Der Zeitgeist unserer Jugend prägt uns fürs ganze Leben. Wer im Personalmanagement erfolgreich sein will, muss das berücksichtigen.«, Panorama 03/2018 https://die-generation-z.de/wp-content/uploads/2018/07/Leben-um-zu-arbeiten_Arbeiten-um-zu-leben.pdf

76 Arnika Zinke, »Wie die Generation Z arbeiten will – und was wir von ihnen lernen können«, 17.04.2019 https://wienerin.at/wie-die-generation-z-arbeiten-will-und-was-wir-von-ihnen-lernen-konnen

77 »Woher ich weiß, welcher Job wirklich zu mir passt«, Artikel vom 27. September 2021 https://sz-magazin.sueddeutsche.de/leben-und-gesellschaft/job-suche-zufriedenheit-glueck-90633